Neues Wohnen auf dem Land

Eva Wonneberger

Neues Wohnen auf dem Land

Demografischer Wandel und gemeinschaftliche Wohnformen im ländlichen Raum

Mit einem Geleitwort von Dipl.-Ing. Matthias Gütschow

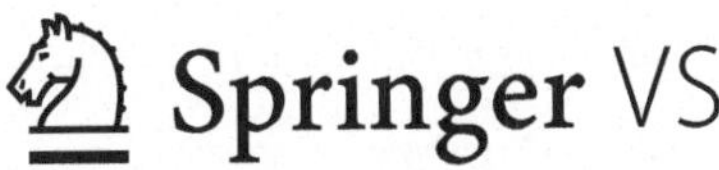

Springer VS

Eva Wonneberger
Ravensburg, Deutschland

ISBN 978-3-658-21362-6   ISBN 978-3-658-21363-3   (eBook)
https://doi.org/10.1007/978-3-658-21363-3

Die Deutsche Nationalbibliothek verzeichnet diese Publikation in der Deutschen National-
bibliografie; detaillierte bibliografische Daten sind im Internet über http://dnb.d-nb.de abrufbar.

Geleitwort

Kann gemeinschaftliches Bauen und Wohnen Ortsentwicklung und -stabilisierung im ländlichen Raum leisten? In dieser Publikation wird diese Fragestellung anhand von realisierten und in der Planung befindlichen Projekten in Süddeutschland beleuchtet.

Das Bauen in Gemeinschaft hat sich zunächst ab Mitte der 90er Jahre im süddeutschen Raum in der Universitätsstädten Freiburg und Tübingen verbreitet, ein halbes Jahrzehnt später auch in München. Mit bürgerschaftlichen Engagement sind lebendige und international beachtete Quartiere wie das „Vauban" in Freiburg und das „Französische Viertel" in Tübingen auf ehemaligen Kasernengeländen entstanden. In München wurden neben Eigentumsprojekten neue Genossenschaften gegründet, die selbstbewusst Projekte in hoher Qualität bezüglich des gemeinschaftlichen Wohnens und der Gestaltung realisieren. Sie haben eine enorme Innovationskraft gezeigt, dabei sind neben einer weitreichenden Beteiligungskultur die Lösungsansätze zur Reduktion von Wohnflächenbedarf, Integration verschiedenster Menschen und Umsetzung von alternativen Mobilitätskonzepten besonders hervorzuheben. So tragen die neuen Genossenschaften aktiv dazu bei, die Rahmenbedingungen des Münchner Wohnungsbaus zu hinterfragen und weiterzuentwickeln.

Baugemeinschaften und Wohnprojekte haben sich inzwischen vielerorts als Instrument der Stadtentwicklung etabliert, in vielen kommunalen Handlungsprogrammen zur Wohnraumentwicklung wird die Umsetzung von gemeinschaftlichen Projekten gefordert. Das Bauen in Gemeinschaft verbreitet sich zunehmend von den Groß- und Universitätsstädten in Mittel- und Kleinstädte bis in den ländlichen Raum.

In Landau in der Pfalz sind in einem recht kurzen Zeitraum zwei genossenschaftliche Projekte und zehn Baugemeinschaften entstanden. Es wurde parteiübergreifend beschlossen, dass auch in Zukunft weitere Grundstücke für gemeinschaftliches Bauen und Wohnen ausgeschrieben werden. Kirchheim unter Teck hat eine innenstadtnahe Gewerbebrache erworben, um dort mit Bürgerinnen und Bürgern sowie professionellen Akteuren gemeinsam ein kleinteiliges, gemischt genutztes Stück

Stadt, das „Steingauquartier", zu bauen. Die Grundstücke werden zum Festpreis vergeben, die Bewertungskriterien für den Zuschlag sind im Wesentlichen der Nutzen des Projektes für die Stadt- oder Quartiersgesellschaft.

Auffällig ist, dass hauptsächlich zwei Gruppen von Menschen die gemeinschaftlichen Projekte dominieren: Für junge Familien stellen sie eine gute Möglichkeit des individuellen Wohnens in einem Mehrfamilienhaus dar und für ältere Menschen zeigen sich Perspektiven des flächenreduzierten, barrierefreien Wohnens. Die gute Hausgemeinschaft stellt für alle gleichermaßen einen großen Mehrwert da, dabei definiert jede Projektgruppe, was sie für sich unter Gemeinschaft versteht. Es gibt inzwischen vielfältige Erfahrungen, es haben sich Dinge bewährt, in den heutigen Projekten wird oft vieles sehr pragmatisch angegangen. Damit wird das gemeinschaftliche Wohnen für immer mehr Menschen eine sehr interessante Option.

Die Immobilienpreise in den Ballungszentren steigen, in den struktur-schwächeren Gegenden ist die Entwicklung eher gegenläufig. In dörflichen Gemeinden bricht die Infrastruktur weg, junge Menschen ziehen weg. Für die alten landwirtschaftlichen Gebäude gibt es keine adäquate Nutzung mehr, die Ortskerne verwaisen. Diese Entwicklungen sind hinreichend bekannt.

Das gemeinschaftliche Bauen und Wohnen kann für kleine Gemeinden ein Kristallisationspunkt für eine neue, nach vorne gerichtete Entwicklung darstellen.

Matthias Gütschow, Tübingen

Inhalt

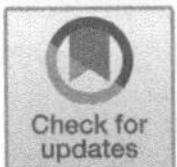

Einleitung

Gemeinschaftliche Wohnprojekte, zur Miete, im Eigentum oder in neuen Genossenschaften: Immer mehr Menschen suchen neue Arrangements der verbindlichen Nachbarschaft, Gemeinschaft jenseits von familiären Bindungen, Unterstützung im Alltag und ein tragfähiges soziales Netz.

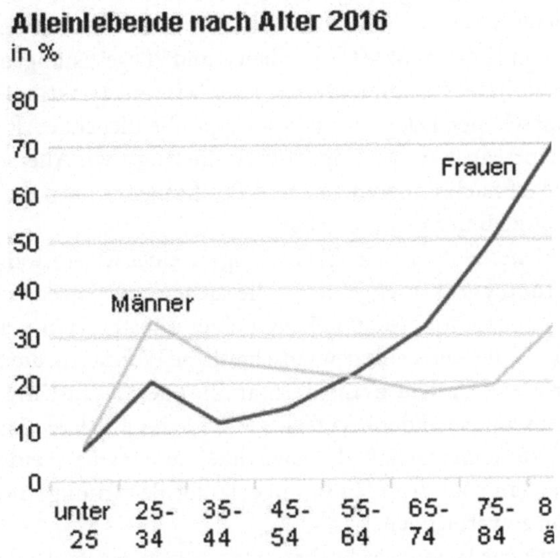

Abb. 1 Grafik zu Alleinlebenden im Längsschnitt, Gesis

Ihr Ziel ist es, in ihrer individuellen Wohnung und dabei gleichzeitig in einer lebendigen und verlässlichen Nachbarschaft aktiv und gemeinschaftlich zu leben. Die Gründe dafür sind vielfältig und besonders unter gesellschaftlichen Gesichtspunkten interessant. Immer mehr Menschen – und hier gerade die zunehmende Gruppe jener, die nicht im traditionellen Familienverbund leben – erleben einen Mangel an sozialer Eingebundenheit.

Die Nachfrage besteht vor allem bei zwei Personengruppen: bei jungen Familien und älteren Menschen. Bei jungen Familien gibt es zu wenig Einbindung in selbstverständliche Netzwerke. Dagegen gibt es den ökonomischen Druck auf beide Elternteile sich am Erwerbsleben zu beteiligen – nicht zuletzt wegen den Mietpreissteigerungen und Wohnungsmarktentwicklungen. Kinder gelten als Einstellungs- und Karriererisiko (social freezing). Der familiäre Mehrgenerationenzusammenhalt (alt hilft jung) als Entlastungsfaktor funktioniert immer weniger. Die Suche nach sozialen Alternativlösungen durch wahl-familiäre Nachbarschaften ist die Folge. Bei älteren Menschen ist die Zeit des langen Lebens völlig neu in der Menschheitsgeschichte. Die Möglichkeiten sich im Alter nach dem Wegzug von Kindern neu zu orientieren, sind auf dem Wohnungsmarkt nicht vorhanden. Vielen wird bewusst, dass die sozialen Sicherungssysteme in der Zukunft wohl nur noch einen minimalen Lebensstandard und beschränkte Gesundheits- und Pflegeleistungen werden sichern können. Der familiäre Zusammenhang (jung hilft alt) funktioniert aus vielerlei Gründen immer seltener. Dadurch ist die Gruppe alleinlebende Ältere ohne Kinder sehr im Wachsen begriffen. Als Folge wächst die Angst vor Alterseinsamkeit und ebenso ein Bedarf nach anderen sozialen Bindungen – nach der verbindlichen Gemeinschaft ohne Blutsverwandtschaft.

Viele ältere Menschen wollen möglichst lange in einer selbstgewählten Wohnform leben und sich für diese aktiv engagieren. Sie suchen eine passende Nachbarschaft, Gemeinschafts-Räume und Möglichkeiten einer selbstbestimmten Hausgemeinschaft. Für junge Leute bietet eine gemeinschaftliche Wohnform die Möglichkeit, im Alltag in ein größeres Umfeld als die Kernfamilie oder Eltern-Kind-Arrangements eingebunden zu sein. Auch der berufstätige Single im mittleren Lebensalter kann die nichtfamiliäre Gemeinschaft als Möglichkeit nutzen, nach einem anstrengenden Berufsalltag ein paar Stunden in ungeplanter Begegnung mit Freunden und Gleichgesinnten zu verbringen.

Gemeinschaftliche Wohnprojekte boomen wie kein zweites Segment des Immobilienmarktes. Zwar ist die absolute Zahl der Projekte im direkten Vergleich mit „etablierten" Wohnformen wie regulären Eigentums- oder Mietwohnungen bzw. Ein- und Mehrfamilienhäusern in absoluten Zahlen immer noch relativ gering, aber die Zuwachsraten sind exponentiell. Das belegte schon 2011 der damals veröffentlichte Wohnprojekteatlas des Leibnitz-Instituts, der erstmals einen umfassenden

Überblick über Zahl, Größe, Verteilung, Alters- und Organisationsstruktur von gemeinschaftlichen Wohnprojekten im Bundesgebiet vorstellte.

Neuere Untersuchungen des Deutschen Instituts für Urbanistik, belegen den großen Bekanntheitsgrad dieser neuen Wohnformen bei Kommunen, die solchen Wohninitiativen durchaus zunehmende Bedeutung einräumen, bis zur Zusage, sie zu unterstützen. Insgesamt wird die Zahl der Wohnprojekte in Deutschland von der Autorin der Studie mit derzeit ca. 1.000 angegeben. [1]

Für ältere Menschen bietet sich hier die Möglichkeit lange aktiv zu bleiben und auch im Lebensalter nach der Berufstätigkeit viele neue Kontakte zu knüpfen. Bei Pflege und Betreuungsbedarf können sie darüber hinaus innerhalb der Wohnanlage in ambulant betreuten Wohngemeinschaften leben. Somit kann man die Möglichkeiten von Mehrgenerations-Projekten als nachhaltigste Lösung für ein ungezwungenes sich Ergänzen von Jung und Alt bewerten. Hierdurch wird verhindert, dass nicht eine Altersgruppe miteinander alt und hilfsbedürftig wird. Stattdessen leben immer auch junge Leute in der Wohnanlage, die das Zusammenleben mit älteren Menschen schätzen. So ergänzt sich das möglichst lange selbständig Leben von Älteren durch die Ideen und Bedürfnisse von jungen Familien. Bei den Formen des gemeinschaftlichen Wohnens handelt es sich meist um Geschossbauten mit abgeschlossenen Wohnungen, sowie zusätzliche Gemeinschafts- oder Begegnungsräume für alle. Verwaltet werden diese in gemeinsamer Organisation und dies je nach gewählter Form in Eigentum, zur Miete und gar auf Sozialschein.

Diese Entwicklung findet in Städten und in ländlichen Regionen statt. Gemeinschaft ist das besondere Angebot mit dem der ländliche Raum immer gegenüber den Städten punkten konnte. Daher könnten gemeinschaftliche Wohnformen gerade hier Fuß fassen. Der ländliche Raum hat jedoch mit besonderen Schwierigkeiten zu kämpfen. Für viele kleine Gemeinden ist die Anforderung, zusammen mit Ihren Bewohnern und im bürgerschaftlichen Miteinander ein Vorhaben zu stemmen, das allen zu Gute kommt, etwas Ungewohntes. Mancher Gemeindevorsteher denkt beim Neubau an Einfamilienhäuser und bei der Versorgung von älteren Menschen an Altenpflegeheim. Aber hier sollte ein radikales Umdenken einsetzen.

Gemeinschaftliches, Generationen verbindendes Wohnen – Was ist das?

Gemeinschaftliche Wohnprojekte bestehen sowohl aus abgeschlossenen Wohnungen (Miete und Eigentum), als auch aus Räumen, die gemeinschaftlich genutzt

---

1   Auskunft von Frau Pätzold zu Ihrer aktuellen Untersuchung: „Von Pionieren zur städtischen Praxis- wie Kommunen Wohnprojekte unterstützen", difu 2017

werden. Meist gibt es einen Gemeinschaftsraum mit Küchenzeile, in dem sich die Hausgemeinschaft trifft, der aber auch für Familienfeiern geeignet ist. Je nach Platzangebot und finanziellen Möglichkeiten können auch ein Spielzimmer für Kinder, Gästeappartement, Garten, Terrasse, eine Werkstatt oder Sauna zu den Gemeinschaftseinrichtungen gehören.

Das richtet sich nach den persönlichen Voraussetzungen der Nutzer. Wer in einem gemeinschaftlichen Wohnprojekt leben möchte, sollte sich für andere Menschen interessieren. Soziales Engagement, Toleranz sowie Kompromissbereitschaft sind weitere wichtige Eigenschaften. Auch die Fähigkeit, eine Balance zu finden zwischen dem Miteinander und dem Alleinsein sollte bestehen. Dazu gehört Selbstorganisation und Solidarität.

Die Hausgemeinschaft entwickelt gemeinsam Leitgedanken, welche die Vorstellungen der Mitglieder über das Zusammenleben konkretisieren. Darüber hinaus entscheidet die Gemeinschaft über die Verwaltung und die Organisation des Hauses. Die Mitglieder übernehmen – je nach persönlichen Fähigkeiten – notwendige Aufgaben z. B. im Garten. Über die Aufnahme von neuen Mitgliedern in die Hausgemeinschaft entscheidet die Gruppe gemeinsam.

Die Hausgemeinschaft unterstützt und hilft sich gegenseitig im Alltag je nach persönlichen Möglichkeiten. Dazu kann Kinderbetreuung ebenso gehören, wie Besorgungen etc. In die Wohnprojekte sind häufig benachteiligte Gruppen wie behinderte und alte Menschen, Migranten sowie Großfamilien integriert. Eine Ausnahme bildet die dauerhafte Pflege von kranken Mitgliedern der Hausgemeinschaft, und findet nur statt, wenn die Gruppe dies wünscht. Die Gruppenmitglieder verpflichten sich freiwillig übernommene Aufgaben zuverlässig zu erfüllen.

Wichtige Belange, z. B. das Recht der einvernehmlichen Wohnungsvergabe durch die Gruppe, werden vertraglich geregelt. Im Sinne von ökologischer Nachhaltigkeit werden die Häuser oft in Niedrig-Energiebauweise sowie mit umweltfreundlichen Baustoffen erstellt.

Doch was gibt es heute an neuen Projekten in ländlichen Gegenden in Süddeutschland? In dieser Veröffentlichung stelle ich exemplarisch eine begrenzte Menge von Dörfern und Gemeinden in Bayern, Baden-Württemberg und Rheinland-Pfalz vor, und erläutere deren besondere Bedingungen. Ich versuche die ortsbezogenen Besonderheiten herauszustellen, um die Entwicklung von Neuen Wohnformen nachzuvollziehen. Es handelt sich also um eine ausgewählte Falldarstellung, die die unterschiedliche Herangehensweise beleuchten soll und kann in keiner Weise repräsentative Aussagen treffen.

Vielmehr sollen Initiativen und Gemeinschaften vorgestellt werden, die Mut machen können ein Gemeinschafts-Projekt zu starten.

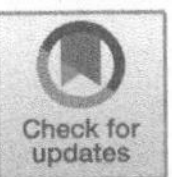

Kapitel 1
Neue Wohnformen – auch auf dem Land

Ausgangspunkt

Der Wohnalltag in den Städten und ländlichen Gemeinden in Deutschland stellt sich in den letzten Jahrzehnten zunehmend unverbindlich und schnelllebig dar. Nachbarschaftliche Kontakte sind selten und ergeben sich nicht mehr von selbst. Sie müssen aktiv gesucht und gestaltet werden. Gemeinschaft muss bewusst hergestellt werden. Sie ist aber sowohl für ältere Menschen, die im Quartier ein Wohnumfeld brauchen wie für jüngere, die ein Bedürfnis nach Kontakten und nachbarschaftlicher Einbindung haben, lebenswichtig und zunehmend von Bedeutung.

Die Aktivierung der lokalen Einwohnerschaft ist dabei eine elementare Grundvoraussetzung. Im Gegensatz zu konventionellen Wohnformen planen hier die späteren Nutzer das/die Gebäude von Anfang an mit, gestalten sowohl die Wohnungs-Grundrisse wie die ökologischen Rahmenbedingungen mit.[2]

Nun gilt das Interesse in diesem Buch besonders dem ländlichen Raum. Gibt es überhaupt Gemeinschaftliche Wohnprojekte im ländlichen Raum? Was erschwert oder ermöglicht solche selbstorganisierten Formen zum Wohle der ganzen Gemeinde in kleinen Orten?

Wo steht der ländliche Raum?

Bereits Ende des 20.Jhd und immer schneller seit der Jahrtausendwende war der ländliche Raum in Deutschland von tiefgreifenden Veränderungsprozessen betroffen. Bis in die 50er Jahre war die Ökonomie im Dorf geprägt von der Landwirtschaft, dem Handwerk und den kleinen Läden. Die Landwirtschaft bestand aus kleinen

---

2   Vgl. Wonneberger, Eva (2015): Neue Wohnformen-Neue Lust am Gemeinsinn, VS Verlag, Wiesbaden, 2. Auflage

© Springer Fachmedien Wiesbaden GmbH, ein Teil von Springer Nature 2018
E. Wonneberger, *Neues Wohnen auf dem Land*,
https://doi.org/10.1007/978-3-658-21363-3_2

und mittleren Betrieben, die auch wesentlich zur Wertschöpfung im Dorf beitrugen. Diese nahmen in den Jahren 1999–2017 im Südwesten um ein weiteres Drittel ab.[3] Im Klartext heißt das, es gibt nur noch 40.000 Betriebe, davon etwa die Hälfte im Haupterwerb. Die meisten kleinen Betriebe aufgehört, große Produktionsstätten erfordern andere Produktionsbedingungen und orientieren sich außerhalb der Dorfgrenzen. Dies hat eine tiefgreifende Umstrukturierung ländlicher Zuliefer- und Verarbeitungsbetriebe nach sich gezogen.

Die Globalisierung mit ihren Auswirkungen auf die Produktion in Deutschland hat das ihre getan, dass heute ganz Gegenden in Schockstarre gefallen sind. Betriebe ziehen weg, Arbeitskräfte pendeln, Postämter schließen, Verwaltungen werden zusammengelegt. Krankenhäuser sollen möglichst groß und modern sein, was manchen kleinen Einrichtungen das Genick bricht. Da die jungen Familien fehlen, schließen die noch verbliebenen Schulen. Man könnte noch etliches mehr aufzählen, doch die Tendenz ist klar. Ich spreche hier vor allem von stadtfernen, ländlichen Regionen Süddeutschlands, denn in den suburbanen kleinen Orten rund um Stuttgart und München ist die Entwicklung nicht so dramatisch.

Vieles hat sich verändert, zunächst vor allem im ökonomischen Bereich. Nur wenige Bewohner arbeiten 2017 noch im Dorf. Eine Versorgung der Bevölkerung durch landwirtschaftliche oder handwerkliche Betriebe ist kaum noch gegeben. Durch die Verstädterung in vielen Regionen sind Dörfer zu reinen Schlafsiedlungen geworden, Arbeit und Einkauf finden woanders statt. Betriebe die sich vergrößert haben sind oft in die externen oft „interkommunalen Gewerbegebiete" gesiedelt. Das führte in manchen Orten zu einer Abnahme der Bevölkerung und einem Leerstand an Gebäuden in der Dorfmitte. Zwar wurde gelegentlich in leer gewordenen Bauernhäusern auch ein anderer Betrieb eingerichtet, aber das sind Einzelfälle. In manchen Gemeinden gibt es nur noch wenig fußläufig erreichbare Infrastruktur im Dorf, Gasthäuser und Läden haben geschlossen, ärztliche Dichte ist nicht mehr gegeben. Buslinien werden aufgegeben, da die nötigen Fahrgastzahlen nicht ausreichen. Somit ist eine ausreichende Versorgung des täglichen Bedarfs bzw. sind quartiernahe Angebote mit altersgerechten Gesundheitsdienstleistungen, Sport- und Bewegungsangeboten sowie fördernden Begegnungsmöglichkeiten Mangelware. Vom Verschwinden der kleinen Dorfläden sind in erster Linie die alten Menschen betroffen, deren Abhängigkeit von Verwandten und Nachbarn dadurch stark zugenommen hat.

Der derzeitige Status quo in den peripheren Dörfern wirkt abschreckend auf junge Familien, die sich einen Umzug aufs Land überlegen, weil sie günstigen Wohnraum oder die Nähe zur Natur suchen. Denn das Wohnen auf dem Land ist

---

3   aktuelle Statistik in der Stuttgarter Zeitung vom 29.12.17, S. 3

zwar günstiger, aber der Aufwand sich mit dem Nötigsten zu versorgen sowie den Kindern eine adäquate Schulbildung zu ermöglichen, ist meist größer als in der Stadt. Kleine Schulen werden geschlossen, wenn die Schülerzahlen rückläufig werden. Kinder brauchen *beides* sowohl Naturerfahrung wie auch schulische Bildung, sowie freiwilligen Zusatzunterricht etwa in Musik. Darüber hinaus wollen sie in ihrer Freizeit auch noch die Mitschüler treffen. So tun sich junge Familien schwer mit der langen Anfahrt für Schule, Kinderarzt und schulergänzende Angebote. Untersuchungen zeigen, dass die Entwicklung der Dörfer stark vom wirtschaftlichen Umfeld der weiteren Region abhängt. Deutliche Unterschiede gibt es zwischen stadtnah gelegenen Wachstumsorten und peripheren schrumpfenden Gemeinden.[4]

Dörfer waren früher soziale Einheiten mit räumlicher Auswirkung. Sie stellten ein soziales und ökonomisches Netzwerk dar, das den Menschen in Süddeutschland bis vor wenigen Jahren/Jahrzehnten die Befriedigung ihrer primären Bedürfnisse (Arbeiten, Wohnen, Konsumieren, Kinder betreuen, Alte versorgen) in einem kleinen Mikrokosmos ermöglichte. Begegnung fand an unverbindlichen Treff- und Vernetzungspunkten wie Produktionsstätten, der Schule, dem Arzt, der Kirchengemeinde, in Vereinen und auf Dorffesten statt.

Weil auch Begegnungsmöglichkeiten immer weniger vorhanden sind, kann bei der Planung von neuen Quartieren wie bei der Neukonzeptionierung von Nahversorgung in Dörfern darauf geachtet werden, dass auch neue „Verständigungszusammenhänge" aufgebaut werden. Es gibt zahlreiche Möglichkeiten, z. B. einen Dorfladen mit Kaffeeausschank zu versehen, sozialen Tauschbörsen einzurichten oder eben Gemeinschafts-Wohnanlagen mit Quartiersbezug zu gestalten. Alle Ebenen des Dorflebens, Gemeinderat/Ortschaftsrat, sowie intermediäre Gruppen, als da sind Vereine, Frauen-, Wander- und kirchliche Gemeindegruppen können beteiligt sein. In Dörfern war seit jeher der Selbsthilfegedanke verbreitet und der nachbarschaftliche Transfer verbreitet.

Daher eignet sich das Thema Wohnen zum Entwickeln neuer Gemeinschaftsideen, die es immer schon gab, die aber in einer Zeit der Individualisierung und familiären Unterversorgung neu gedacht werden müssen. Wohnen ist ein Grundbedürfnis der Menschen, das auf Gemeindeebene zur „Daseinsfürsorge" für den Ort gehört. Nicht umsonst boomen[5] in vielen größeren Gemeinden die Initiativen für Gemeinschaftliches Wohnen. Hier suchen die Menschen nachbarschaftlichen Kontakt, Zugehörigkeit und Verbindlichkeiten, die immer mehr verloren zu gehen

---

4   Hahne, Ulf (2016): Ländliche Räume im Wandel, in: Kritischer Agrarbericht 2016, S. 175–181

5   Die Stiftung Wüstenrot spricht vom schnellstwachsenden Segment auf dem Wohnungsmarkt. (2009)

drohen. Für Gemeinschaftliche Wohnprojekte gibt es bisher wenige Beispiele in ländlichen Gemeinden, doch neben den Themen

- Stärkung der lokalen Wirtschaftskraft
- Sicherung der kinder- und jugendspezifischer Infrastruktur
- Sicherung der altersübergreifenden technischen Infrastruktur

gehört auch der Bereich Wohnen zur zentralen „Daseinsfürsorge" der Gemeinde

Als solche Grundversorgung und kann das Wohnen in Eigeninitiative durch die lokalen Verantwortungsträger angegangen werden. Tatsächlich steht gerade die Versorgung mit Wohnraum bis ins hohe Alter, etwa auch mithilfe von ambulant betreuten Pflegegruppen in vielen Gemeinden an.

Warum neue Wohnformen im ländlichen Raum?

Da sich der demografische Wandel in ländlichen Regionen besonders auf die Gebäudenutzung, das Verschwinden von Betrieben und die infrastrukturelle Versorgung der Gemeinden auswirkt, kann der Leerstand von Schulen, Gemeindehäusern und Gaststätten in der Ortsmitte auch als Chance begriffen werden.

Wie die Autoren der Wüstenrotstudie „Land und Leute" in 2016 feststellen, führt gerade diese wenig zukunftsweisende Ausgangslage in manchen Gemeinden zu bürgerschaftlichen Initiativen und neuen Netzwerken. Ich habe selbst ein Projekt in Oberschwaben evaluiert, bei dem sich die damalige Regionalplanung die Nahversorgung in den Dörfern vorgenommen hatte. Es wurden Bürgerversammlungen durchgeführt und mit Befragungen und Beratungsimpulsen neue Laden-Entwicklungen in den Dörfern unterstützt.[6] In anderen Gegenden sind in leerstehenden Schulen und Kirchen-Gemeindehäusern „Dorfgespräche" entstanden. Das sind Verständigungszirkel um Impulse zu geben für Dorfentwicklung.[7]

Es ist ermutigend zu beobachten und mitzuerleben, dass manche Gemeinden und Gruppen im ländlichen Raum die Initiative ergreifen, um sich und ihrer jeweiligen Region wieder eine Perspektive zu geben. So werden Dorfläden als Genossenschaftsladen neu gegründet, Pächter für Gaststätten und Ärzte gesucht oder ein Wohnprojekt des gemeinschaftlichen Wohnens gestartet. Die solcherart agierenden Menschen finden sich nicht damit ab, dass die Gemeinden zu reinen Wohnsiedlungen werden. Sie erfinden sich neu. Und wenn neue Wohnformen

---

6   Veröffentlichung bei PRO REGIO, Ravensburg 2012
7   Entwicklung in Osede, Niedersachen, in: LandinForm, H3/2017

entstehen, kann dies für Jung und Alt Vorteile bieten. Wohnen heißt ja mehr als einen Schlafplatz zu haben. Der Wohnort ist die Grundlage für soziale Beziehungen, für Kontakte in die Nachbarschaft, gegenseitige Besuche von Freunden. Das gilt für jedes Alter.

In Untersuchungen zum Wohnen im gehobenen Alter wird immer wieder festgestellt: Die Menschen wollen in ihren Wohnungen alt werden, und wenn diese Wohnung in kleinen ländlichen Gemeinden liegt, dann wollen sie in ihrer ländlichen Gemeinde alt werden. Sie schätzen die „Naturnähe", das Gefühl von „Sicherheit" und die „Verbundenheit mit der Wohngegend".[8]

Das wichtigste Potential kleiner Gemeinden und die entscheidende Ressource für eine Gestaltung ihrer eigenen Zukunft sind die Menschen vor Ort. Ein Wettbewerb der Stiftung Wüstenrot, der kleine Gemeinden zur Teilnahme aufrief und viele Initiativen auflisten kann, zeigt, dass sich bereits in ganz Deutschland kleine Gemeinden aufmachen, um mit der Neueröffnung von Nachbarschaftsläden, Nachbarschaftshilfen, Kleiderbasaren, Tauschbörsen und Begegnungsstätten den lähmenden Stillstand zu überwinden[9].

Um diesen Mut zu befördern, habe ich in Süddeutschland einige kleine Städte und Gemeinden besucht und die Wege, die dort eingeschlagen wurden, aufgezeigt.

Dabei wird in diesem Buch das Beispiel einer kleinen Gemeinde gezeigt, in der der Bürgermeister selbst der Initiator des Projektes ist. Ein weiteres Beispiel zeigt eine Initiative, die von einem bürgerschaftlichen Verein ausgehend, in stetem Kontakt mit der Gemeindeverwaltung und einem aufgeschlossenen Bauträger sondiert und plant.

Es gibt aber auch Beispiele von selbstorganisierten Gruppen, die in ganz eigenständiger Weise Erfolg haben. Das macht Mut und bietet Ansporn. Beispiele geben auch solche, die sehr lange und geduldig über Öffentlichkeitsarbeit in der Gemeinde, Lobbyarbeit beim Gemeinderat und regelmäßigen Besprechungen mit dem Bürgermeister nach dem Motto „steter Tropfen höhlt den Stein" zu Erfolg gekommen sind. Manche Projekte sind noch in der Planung, doch auch von diesen kann man lernen.

---

8   Deutsches Zentrum für Altersfragen, „Altern im Wandel", 2017, in: LandinForm 4/16
9   vgl.: Stiftung Wüstenrot, 2016, Land und Leute, Unsere Zukunft in kleinen Gemeinden.

Die wichtigsten Ressourcen des ländlichen Raumes sind die Menschen

Seien wir ehrlich: Der ländliche Raum muss sich selbst helfen. Aus den Städten kommt höchstens ein kleiner Prozentsatz Menschen, die sich ein Ferienhaus auf dem Lande leisten können oder einen Altersruhesitz außerhalb der Großstadt suchen. Aber um die ländliche Gemeinschaftsidee – man kennt sich und hilft sich gegenseitig – neu zu denken, braucht es Menschen vor Ort. Die Regionalplaner sprechen von notwendigen „endogenen" Entwicklungen, Förderungen wie „LEADER" versuchen (leider mit riesigem bürokratischen Aufwand) in diese Richtung zu investieren.

Hier können auch selbstorganisierte neue Wohnformen einen wichtigen Beitrag leisten, indem sie das Wohnangebot beleben, und die Selbsthilfekräfte im Dorf stärken. Nutzerinitiativen können die bröckelnde Sozialstruktur verbessern und Angebote an Nachbarschaftshilfe sowie Möglichkeiten für Gemeinschaftsleben bieten, die in die Quartiere hineinwirken. In dörflichen Strukturen sind neue Wohn- und Pflegemodelle Anker und Ort der Entwicklung: Altersgerechte Wohnungen (oft in Bestandsgebäuden) und neue Beratungs-, Unterstützungs- und Infrastrukturen entstehen, die allen Bewohnerinnen und Bewohnern – generationenübergreifend – zu Gute kommen. Manche Kommune steuert und koordiniert die Realisierung dieser Projekte oder initiiert sie selbst.

Während in größeren Städten, insbesondere in Universitätsstädten, Wohnprojekte in der Regel selbstorganisiert entstehen und von Experten geleitet werden, die durch ihre berufliche Kompetenz wesentliche Gestaltungsfelder in der Gruppe abdecken können, stehen Wohninitiativen im ländlichen Raum zunächst besonderen Schwierigkeiten gegenüber. Oft begegnen sie einer ablehnenden Verwaltung und mißtrauischen Öffentlichkeit und können nicht selbstverständlich in den eigenen Reihen auf professionelle Bauexperten zurückgreifen. Daher kommt es in kleineren Gemeinden darauf an, die Rahmenbedingungen möglichst optimal zu gestalten. Vertrauen Sie auf den Ideenreichtum und das Engagement der Bewohnerschaft! Man sollte sich nicht beirren lassen von zweifelnden Menschen, die aus einem individualisierten Umfeld kommen, von Bedenkenträgern und Kassandrarufern.

Denn in kleinen Gemeinden gibt es viele Vorteile:

Wohnprojekten fällt es leichter sich zu formen, wenn sich die Gruppe kennt. Zudem gehen die zukünftigen Nutzer selten ohne eigenes Geld an das Vorhaben heran. Oft sind die Beteiligten sogar über die gegenseitigen finanziellen Möglichkeiten im Bilde.

Die Gruppe kann im persönlichen Umfeld zunächst Akzeptanz für ihre Ideen schaffen. Die Aktiven können die Möglichkeiten von gemeinschaftlichem Wohnen, von gemeinschaftlichen Aktivitäten im direkten Wohnumfeld und nachbarschaftlicher Hilfe erklären.

Die Unterstützung durch die Gemeindeverwaltung, sowie von Kirchengemeinden, Nachbarschaftshilfevereinen oder möglichen Pflegediensten kann in persönlichen Gesprächen gesucht werden. Dadurch werden Rahmenbedingungen geschaffen, die den Umgang mit Baurecht oder auch Bauplanungen erleichtern.

Den Verantwortungsträgern in den Gemeinden erschließt sich die Finanzierbarkeit von selbstorganisiertem Bauen leichter, wenn diesen die finanzielle Bonität der Beteiligten bekannt ist. Die architektonische Umsetzbarkeit neuer Wohnkonzepte stößt bei Häuslebauern oft auf offene Ohren und die energetischen Möglichkeiten in pfiffigen Selbstnutzer-Vorhaben auch.

Methoden der Bürgerbeteiligung gibt es inzwischen viele. Oft ist nur ein erstes Impulsreferat nötig, eine Bürgerversammlung oder ein Planungsworkshop und schon kommen Gemeinden in Fahrt.

Eigenständigkeit und Unabhängigkeit bewahren

Wichtig für kleine Gemeinden, bei denen sich auch die Verantwortungsträger einbringen, ist Mut zu neuen Wegen. Projekte sollen so konzipiert sein, dass das bürgerschaftliche Engagement einer Gruppe mit dem Know-How von Verwaltung oder eines Bauträgers kombiniert werden kann. Das Warten auf Großinvestoren, Kirchen und externe Bauträger schmälert die Chance der Gemeinde zur Selbst-Organisation und Aktivierung ihrer Bewohner. Gerade die Selbstnutzer können Gemeindeleben anreichern mit einer neuen Palette von Begegnungsräumen, Wohnarrangements, quartiersbezogenen Nachbarschaftshilfen sowie kulturellen und sozialen Angeboten.

Leider hat bundesweit der Verwertungsdruck auf bestehende Häuser soweit zugenommen, dass auch leerstehende Gebäude, wie alte Schulen, Molkereien, Gasthäuser, Ladenräume in kleinen Gemeinden zur Geldanlage für Investoren aus städtischen Räumen werden. Solange es hier noch Möglichkeiten gibt, die der Bürgermeister oder Gemeinderat kennen, sollten diese unbedingt für gemeindeinternen Lösungen genützt werden. Neubauten sind teuer und führen in Kombination mit steigenden Grundstückspreisen am Ende zu hohen Mieten und Nutzungskosten.

Wenn kleine Gemeinden in Gemeinschaftliche Wohnformen investieren, hat dies wesentliche Auswirkungen auf die Lebensqualität im Dorf. Es gibt Angebote an verbindlicher Nachbarschaft, die es gerade jungen Familien attraktiv erscheinen lassen, sich dort zu beteiligen. Eine beispielgebende Gemeinde bei Laupheim[10] in Baden-Württemberg kann aufgrund ihres neuen Wohnprojektes jetzt einen Zuwachs von neuen Einwohnern in zweistelliger Höhe im Kernort verzeichnen. Kein Wunder, denn das Wohnen in der möglichst kompakten Form einer gemeinschaftlichen Wohnanlage beinhaltet auch Angebote an Gemeinschaftsräumen, Gästewohnungen und Nachbarschafshilfen, die von allen Bewohnern des Dorfes genutzt werden können. Es können Einkaufskooperativen angeboten werden, Fahrgemeinschaften zum Arzt und es können gesellige Zusammenkünfte in Wohnungsnähe entstehen.

Gemeinschaftliche, generationenübergreifende Wohnformen bringen daher auch kleinen Gemeinden viele Vorteile. Das ist in Gemeinden, die bereits Erfahrung damit haben, vielfach belegt.[11] Wenn kleine Gemeinden für Initiativen offen sind, kann dort an alte Traditionen angeknüpft werden und durch die Neu-Installation von Modellen des Miteinander, etwa einem Mix an professionellen und ehrenamtlichen Dienstleistungen etwas geschaffen werden, das wegweisend ist.

Vorteile für kleine Gemeinden:
- Bauliche Quartiere und dörfliche Strukturen werden neu gestaltet
- Lebensqualität im Dorf steigt, Infrastruktur wird verbessert
- Es gibt ein klares Plus für junge Familien durch Angebote an verbindlicher Nachbarschaft. Damit wird die jeweilige Gemeinde Zuzugsort für junge Familien, für die die Angebote attraktiv sind.
- Es gibt eine Belebung von informellen Hilfe-Netzwerken und Nachbarschaften.
- Mit dem bürgerschaftlichen Engagement, das die Initiativen in der Regel mitbringen, gelingt es die Identifizierung der Bewohner mit ihrem Ort positiv zu stärken.
- Das erhöht die Attraktivität des Ortes und kann im Wettbewerb der Dörfer untereinander den Ausschlag geben.

Ich will daher in diesem Buch Beispiele näher beleuchten. Jeder besprochene Ort weist andere Entstehungsbedingungen auf und dies wird als solches dargestellt.

---

10 Das Wohnprojekt in Burgrieden wird später ausführlich dargestellt
11 Nachbarschaften sind „Machbar"schaften, stiftung tias, 2013

Kapitel 2
Eichstetten/Baden-Württemberg –
Das erste erfolgreiche Dorf

Zunächst soll das Pionierdorf in Baden-Württemberg Eichstetten am Kaiserstuhl kurz vorgestellt werden. Hier wurde schon 1997–1999 ein alter Gasthof in der Dorfmitte in ein betreutes Wohnen für Menschen mit eingeschränktem Radius umgestaltet. Der Ort hat 3.300 Einwohner und er liegt am Ostrand des Kaiserstuhles, einem ehemaligen Vulkan in der Rheinebene zwischen Schwarzwald und Vogesen. Der damalige Bürgermeister Kiechle des südbadischen Winzerdorfes wollte vor allem für die eigenen Bewohner eine Möglichkeit schaffen, im Alter das Dorf nicht verlassen zu müssen. Dieses Anliegen vieler betagter Bürger war für ihn der Anlass speziell im Seniorenbereich aktiv zu werden. Das konnte hervorragend verbunden werden mit der Wieder-in-Betriebnahme des umgebauten Dorfgasthofes „Zum Schwanen" zum zentralen Dorfkomplex.

Dass Dörfer selbst aktiv werden können war damals ein ungewöhnlicher Gedanke. Diese Gemeinde hatte Vorreiterfunktion und wurde später in vielen Exkursionen von anderen staunenden Gemeindeverwaltungen besucht. Der pensionierte Bürgermeister hält bis heute Vorträge auf Einladung von Ministerien und Verbänden. Was das kleine *Eichstetten am Kaiserstuhl* an bürgerschaftlichem Engagement einst unter Bürgermeister Gerhard *Kiechle* entwickelt hat, gilt als vorbildlich. Die dortige Bürgerstiftung schreibt deshalb alle zwei Jahre den G. Kiechle Preis für außerordentliche Bürgerbeteiligungsprojekte aus.

© Springer Fachmedien Wiesbaden GmbH, ein Teil von Springer Nature 2018
E. Wonneberger, *Neues Wohnen auf dem Land*,
https://doi.org/10.1007/978-3-658-21363-3_3

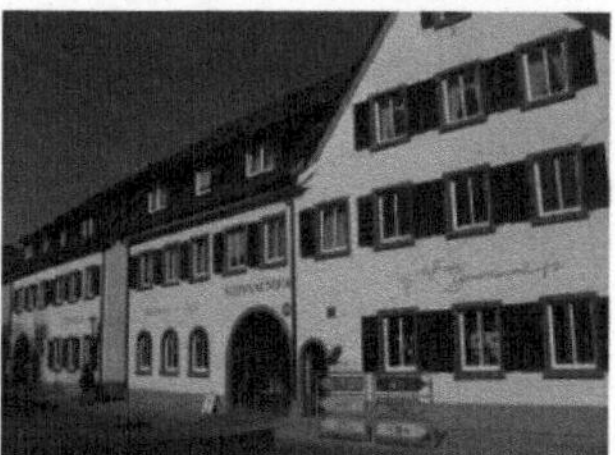

Abb. 2   Umgenutztes Gebäude in der Dorfmitte von Eichstetten, 2012

Der leerstehende ehemalige Gasthof mitten im Ort bot viele Möglichkeiten, musste jedoch total umgebaut und durch Neubauelemente ergänzt werden. Dazu war es zunächst nötig, den Bedarf zu ermitteln, die technischen Möglichkeiten eines barrierefreien Wohnens in dem alten Gemäuer auszuloten und Schritt für Schritt an die Umsetzung zu gehen. Kiechle drückt es so aus: die Bürger der Gemeinde waren die Software, um ein Seniorenwohnen im Ort zu gestalten, die Gemeindeverwaltung und der -rat selbst sollte die Hardware zur Verfügung stellen. Für den Gemeinderat war der Leitgedanke klar, es ging um das Wohl ihrer eigenen Bürger. Sie haben Beratung eingeholt, Fachleute in die Entwicklung einer Konzeption eingebunden. Daraus entwickelte sich die Strategie fürs Vorgehen. Eichstetten ist selbst als Investor aufgetreten, der für einige Wohnungen pauschal eine Mietgarantie übernimmt. Sie fanden einen Architekten der vorfinanzierte und auch die Winzergenossenschaft des Ortes war finanziell mit im Boot. Somit konnten sie als Bauherrengemeinschaft gemeinsam an die Verwirklichung des Vorhabens gehen. Die Gemeinde ist daher auch heute noch in der Rolle der Wohnungsvergabe und kann ihre Auswahlkriterien anlegen. Die Wohnungen sollen vor allem Bürgern aus Eichstetten zur Verfügung stehen und nicht an finanzkräftige Großstädter veräußert werden.

Heute ist der Schwanenhof ein neuer Mittelpunkt der Gemeinde Eichstetten am Kaiserstuhl. Im Erdgeschoss beherbergt das Gebäude alle wichtigen Geschäfte des alltäglichen Lebens. Auch die Vinothek der örtlichen Winzergenossenschaft und Begegnungsräume des Bürgervereins der Gemeinde sind dort ansässig. Der obere Teil des Gebäudes setzt sich aus Gästezimmern, Mietwohnungen und 18 betreuten Seniorenwohnungen zusammen. Die Straßenfassade weist die rekonstruierte, historische Dorffassade auf, dahinter findet sich den Anforderungen entsprechender Neubau. Neben dem Traditionellen findet auch die Moderne Einzug in Form der großzügigen Glasfront, die eine Verbindung zwischen den Bewohnern im Inneren und der Natur außen (in Form des Gartens) herstellt. Die Wohnanlage ist ein Zuhause für die älter werdenden Menschen und Ortsansässigen, die ihren Heimatort nicht verlassen wollen. In den Wohnungen, die um einen großen Dachgarten gruppiert sind, leben junge Familien und pflegebedürftige Menschen. Die Arkadenstruktur schafft einen einladenden öffentlichen Raum.

Daher ist in Eichstetten anschaulich der Spagat gelungen ein altes Gebäude zu erhalten und darin durch Neubau für Altenbetreuung und Neues Wohnen Raum zu schaffen. Auch darin waren sie wegweisend, da man gerade im Bauboom der letzten Jahrzehnte bei der Sanierung von Gebäuden in der Dorfmitte zunächst an Abriss dachte. Stattdessen lässt sich hier gut zeigen, dass man die Umbaumaßnahmen gewinnbringend für die architektonische Gestaltung der Ortsmitte nutzen kann. Vor allem hat man hier schon vor 20 Jahren mit der gestaltenden Kraft der Bürger geplant und gebaut. Das ist bis heute für viele Gemeinden beispielgebend.

Recherche bei der Bürgergemeinschaft Eichstetten und Interview mit G. Kiechle am 18.12.2017

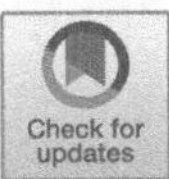

Kapitel 3
Burgrieden/Baden-Württemberg –
Erfolgreiches Projekt in Gemeindeinitiative

Hier soll eine erfolgreiche kleine Gemeinde mit ihrem Wohnprojekt in Baden-Württemberg vorgestellt werden. Burgrieden ist eine eigenständige Gemeinde mit knapp 4.000 Einwohnern in der Nähe von Laupheim bei Ulm. Der sehr aktive Bürgermeister Pfaff hat zusammen mit seiner Bürgerstiftung innerhalb kurzer Zeit ein Gemeinschaftliches Wohnprojekt „Allengerechtes Wohnen Burgrieden" aus dem Boden gestampft, das im Jahr 2017 bereits voll belegt ist.

Angefangen hat alles 2014 mit einer Befragung der Bewohner 50+ durch ein externes Institut zu ihren Wohnwünschen und Anliegen im Alter. Die Befragung, die Prof. Kallfass bei den Bewohnern in Burgrieden durchführte, zeigte: Die älteren Menschen wollen in der Mehrzahl in ihrer eigenen Wohnung verbleiben. Diese Ergebnisse bewegten die Verantwortungsträger in Burgrieden bis Ende des ersten Jahrzehntes, und sie überlegten: Wie könnte die Gemeinde ihren Bewohnern ein möglichst langes Verbleiben in der eigenen Wohnung garantieren, die möglichst barrierefrei und zentral gelegen sein müsste. So kam es, dass Bürgermeister Pfaff und sein kongenialer Leiter der Bürgerstiftung Herr Härle mit Hilfe der fachlichen Begleitung durch den Architekten Grünenwald von der Bau-Wohnberatung in Karlsruhe 2011 einen Workshop in Burgrieden organisierten. Der Gemeinderat und interessierte Bürger wurden angesprochen und in die Ideenschmiede einbezogen.

Gemeinsam mit der Bürgerstiftung Burgrieden und der Bauwohnberatung Karlsruhe entwickelte die Gemeinde das Konzept eines Wohnparks für alle Generationen, das „allen [Bedürfnissen] gerecht" werden sollte. Das gemeinschaftliche Wohnen mit Öffnung ins Dorf war zentraler Gedanke bei diesem Vorhaben. Bemerkenswert ist, dass die Bürgerschaft von Beginn an eng in die Gestaltung eingebunden ist und Ideen und Vorschläge mitentwickelt. Ebenfalls ein wichtiger Mitwirkender ist der Verein Lebensqualität Burgrieden e. V., der bereits seit einigen Jahren das bürgerschaftliche Engagement in der Gemeinde mitgestaltet.

Dennoch war die Umsetzung nicht einfach. Bürgermeister Pfaff und Herr Härle, der Geschäftsführer der Bürgerstiftung mussten zunächst eine GmbH gründen, die

© Springer Fachmedien Wiesbaden GmbH, ein Teil von Springer Nature 2018
E. Wonneberger, *Neues Wohnen auf dem Land*,
https://doi.org/10.1007/978-3-658-21363-3_4

zu 85 % von der Bürgerstiftung finanziert wurde und zu 15 % von der Gemeinde. Beide Partner hatten trotz der ungleichen finanziellen Voraussetzungen gleiches Stimmrecht, waren also gleichberechtige Entscheider, als es an die Umsetzung der Pläne ging. Vermarkten wollten sie mit Hilfe der GmbH die Wohnungen selbst, um entscheidend bei der Wohnungsvergabe zu sein. Bauen sollte ein Generalunternehmer, die Gesamtsumme wurde auf ca. 11 Millionen € veranschlagt. Diese Summe haben sie mit dem Generalunternehmer aus Ulm aus dem Kostenvoranschlag für 4 Gebäude mit jeweils einem Aufzug, einer Tiefgarage für die ganze Anlage und die mit zu finanzierenden Gemeinschaftsflächen incl. des Atriums in einem der Gebäude errechnet. Das Grundstück in der Dorfmitte gehörte der Gemeinde, musste also zunächst nicht vorfinanziert werden.

Da keine regionale Bank in Vorleistung gehen wollte, haben die Gemeinde und die Bürgerstiftung den Anfang gemacht, indem sie in zukünftige Wohnungen dort investierten und mit dem Geld den ersten Bauabschnitt zum Laufen brachten. Da die Bürgerstiftung finanziell liquide war, konnte das Vorhaben beginnen, ohne dass die Gemeinde finanziell bürgen musste. Als das erste Wohnhaus stand, konnten die entstandenen Wohnungen verkauft werden und finanzierten so die weiteren Schritte. Beim Bauen in dieser Kombination konnte der übliche Gewinn eines Bauträgers gespart werden und in die eigene Finanzierung einfließen, die Kontrolle bei der Wohnungsvergabe durch das „Allengerechte" Wohnen wurde gesichert und etwaige Maklerprovisionen vermieden. Dass sie das Risiko des Anfangs trugen,

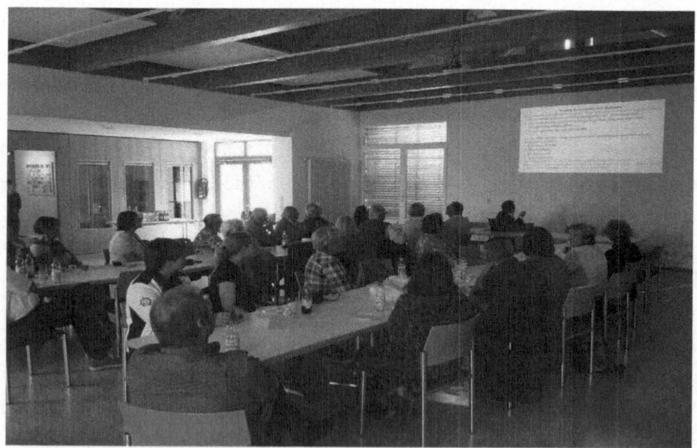

Abb. 3   Exkursionsgruppe in 2016 im Präsentationsraum in Burgrieden, Foto Wonneberger

ist ihnen hoch anzurechnen, denn erst als das „Allengerechte Wohnen" Gestalt annahm, kamen auch weitere Interessenten und Wohnwilige dazu. Ihre Ideen der Gemeinschaftlichkeit wurden konsequent in die bauliche Gestaltung umgesetzt.

Am 17. September 2014 erfolgte der erste Spatenstich, Richtfest konnte am vierten September 2015 gefeiert werden. Die feierliche Einweihung schließlich erfolgte am 22. Juli 2016. Anschließend wurden in 2016 bereits die ersten Wohnungen bezogen.

Inzwischen sind alle 74 Wohnungen bezogen und erstrecken sich über in vier Gebäuden mit Grünflächen dazwischen und einem Atrium in der Mitte der Anlage.

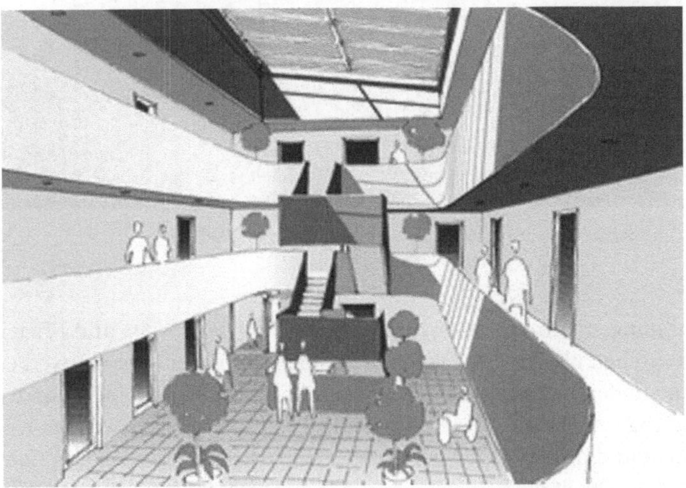

Abb. 4 Skizze vom Atrium Burgrieden, mit freundlicher Genehmigung 2016

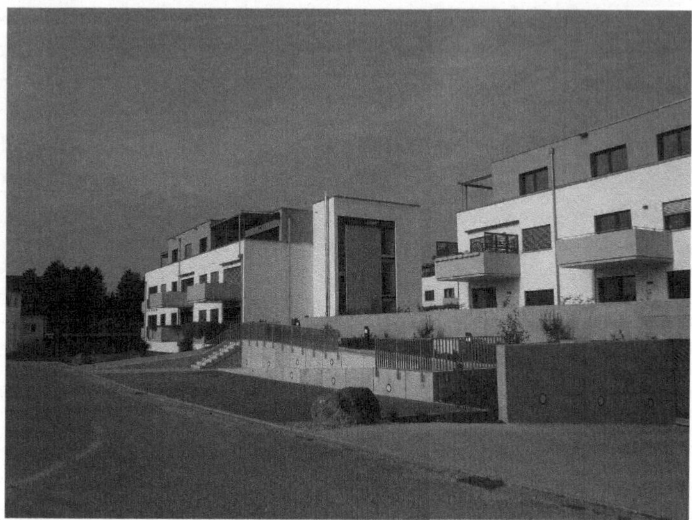

Abb. 5   Außenanlage Burgrieden, Foto Wonneberger 2016

Die Wohnungen wurden bevorzugt an einheimische Käufer und Mieter vergeben. Inzwischen hat Burgrieden einen Zuwachs an neuer Wohn-Bevölkerung zu
verzeichnen, denn es sind auch junge Familien und Menschen aus anderen Gemeinden zugezogen. Die Gemeinschaftsflächen, die die Visionäre von Anfang an
mitbedacht und mitberechnet hatten, werden gut angenommen. Das Cafe strahlt
mit der Möglichkeit dort einen Geburtstag zu feiern in die Gemeinde hinein, die
Gästewohnung kann auch von anderen Gemeindebewohnern gemietet werden.

Die betreute Senioren WG, die erst seit dem Jahr 2017 betrieben wird, hat derzeit
10 Bewohner und zwei Betreuungskräfte, die über den Verein „Lebensqualität"
angestellt sind. Sie kochen und betreuen im Alltag. Selbstverständlich kann jeder
Bewohner darüber hinaus einen ambulanten Pflegedienst seiner Wahl in Anspruch
nehmen.

Im Wohnpark angesiedelt ist die zentrale Anlaufstelle „Kontakt & Rat", welche
wertvolle Netzwerkarbeit leistet und allen Einwohnern Burgriedens für eine Vielzahl
von Fragen und Problemen zur Seite steht. Auch diese Nachbarschafts-Beratung
war mitgeplant und von Anfang an in die Konzeption einbezogen worden.

Die Verwaltung der Anlage und die anstehenden Probleme der Bewirtschaftung
löst Herr Härle von der Bürgerstiftung in Absprache mit dem einmal monatlich
stattfindenden Bewohnerstammtisch. Die Eigentümer haben wie alle WEGs ihre
jährliche Wohnungseigentümerversammlung. Aber die Entstehungsgeschichte birgt

eine Besonderheit, denn Bürgermeister Pfaff und Vorsitzender der Bürgerstiftung Härle haben über mehrere Jahre ihre Kraft und viel Herzblut in die Entwicklung des Vorhabens gesteckt. Sie haben mit Geld der Bürgerstiftung und aus dem Gemeindesäckel vorfinanziert, selbst Wohnungen erworben und über den weiteren Verkauf der fertigen Wohnungen die Refinanzierung hinbekommen.

Was waren hier die entscheidenden **Rahmenbedingungen:**

1. Vorberatung und Vorplanung der Gemeinde mit der Bauberatung Karlsruhe seit 2011, Konzepterstellung mit breiter Beteiligung
2. Tragende Rolle des Bürgermeisters und der Bürgerstiftung im Gesamtkonzept. Sie geben den Auftaktimpuls und unterstützen aktiv die Finanzierung
3. Es gibt ein Grundstück in der Dorfmitte, das geeignet ist und von der Gemeinde bebaut werden kann.
4. Infoarbeit und Förderung im Vorfeld (Beim Städtebaukongress der Arbeitsgemeinschaft baden-württembergischer Bausparkassen am 22. November 2012 wird das Projekt mehrfach ausgezeichnet.)
5. Im Herbst 2013 nimmt das Projekt mehr und mehr Gestalt an. Mit der Firma Reisch aus Bad Saulgau wird ein erfahrener Generalunternehmer gefunden, mit dem die Planung Schritt für Schritt verfeinert wird. Die Grundsteinlegung war dann 2014.
6. Beginn der Vergabe der Wohnungen war in 2016. Es folgte der Bezug bis Mitte 2017 und als Schlusspunkt 2017 die Eröffnung einer betreuten Senioren Wohngemeinschaft in der Anlage.

Infos in Kurzform und Zahlen

Rechtsform	*Größe*	*Ort der realisierten Wohnanlage*
GmbH aus Bürgerstiftung und Gemeinde	74 Wohnungen auf 4.000 qm Wohnfläche, Miet- und Eigentumswohnungen	Dorfmitte
Kosten	*Zeitablauf*	*Durchführung*
11 Millionen 2.500–3.000 € pro qm je nach Wohnungsschnitt und Lage in der Anlage	Planungsphase über mehrere Jahre Bauphase 2015–2017	Generalunternehmer im Auftrag der Gemeinde Vermarktung durch die Gemeinde selbst

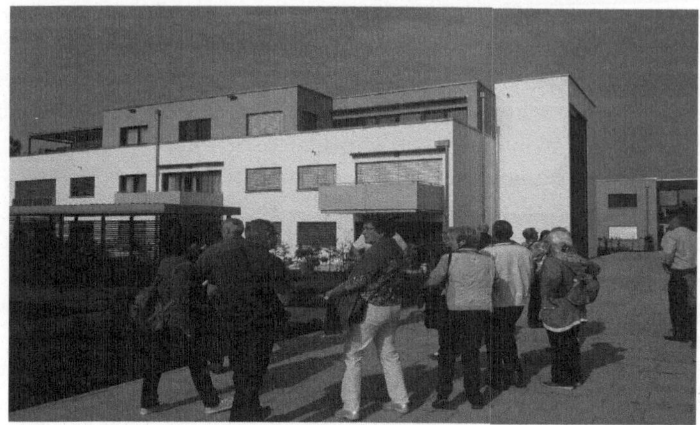

Abb. 6   Exkursionsgruppe vor den fertigen Häusern, Foto Wonneberger, 2016

Im Interview am 6.9.17 erklärt Herr Härle, dass Gemeinden unbedingt eine Kooperation mit anderen Akteuren brauchen, bei der die Gemeinde, der Initiator-Verein und der Bauträger gemeinsam planen und das Vorhaben umsetzen.

Kapitel 4
Enzklösterle/Baden-Württemberg –
Erfolgreiches Projekt der Nutzer

Die Gemeinde Enzklösterle im Kreis Calw hat als Ort 1.250 Einwohner. Dort entstand ein privates Gemeinschaftliches Wohnprojekt das sich „Am Lappach wohnen" nennt. Der Ort Enzklösterle liegt idyllisch an die Hügel des Nordschwarzwaldes geschmiegt, bietet viel Natur und noch eine gute Versorgungsinfrastruktur für den Alltag (Post, Banken, Apotheke, Krankengymnastik, Bäckerei, Metzgerei, Lebensmittelgeschäft sowie mehrere Gaststätten und Hotels). Für die ärztliche Versorgung ist es für die neuen Bewohner wichtig, dass die nächst größeren Orte wie Bad Wildbad und Freudenstadt nur 10–20 km entfernt liegen. Die Verantwortungsträger in der Gemeinde haben erkannt, dass diese vergleichsweise sehr gute Infrastruktur für eine Zukunftsperspektive des Ortes erhalten und weiterentwickelt werden muss: Enzklösterle befindet sich seit 2017 im gemeindeinternen moderierten Prozess um ein neues „Entwicklungskonzept für kommunales und bürgerschaftliches Handeln". Von den Teilnehmern wurden als Risiken für den Ort angeführt: Leerstände in privaten Gebäuden, Instandhaltung von Infrastruktur, Entfernungen und die Anbindung im ÖPNV. Das im Sommer 2017 veröffentlichte Leitbild dient als Blaupause für die Weiterentwicklung des Ortes. Zu den Kümmerern für die Umsetzung zählen auch Bewohner des Projekts „Am Lappach wohnen."

Von der Initiativegruppe für ein gemeinschaftliches Wohnprojekt wurde ein Hotel aus den 1970er Jahren, das sich bereits im Eigentum zweier Mitgliedsfrauen aus der Gruppe befand, in ein Wohnhaus für 16 Wohnungen umgebaut. Das selbstorganisierte Projekt verwirklicht dort generationenübergreifendes Wohnen in Gemeinschaft. Es wurde zunächst als Kommanditgesellschaft (KG) geführt und wird seit 2016 planmäßig in eine Wohnungs-Eigentümer-Gemeinschaft (WEG) umgewandelt, weil der Geschäftszweck der KG das Haus umzubauen und die Wohnungen zu vermarkten weitgehend erfüllt wurde.

Die Gruppe selbst umfasst ca. 20 Personen zwischen 50 und 80 Jahren. Sie suchten und fanden sich in den Jahren seit 2009, diskutierten, planten und beauftragten professionelle Begleitung für das Vorhaben. Daher entwarf die zukünftige

© Springer Fachmedien Wiesbaden GmbH, ein Teil von Springer Nature 2018
E. Wonneberger, *Neues Wohnen auf dem Land*,
https://doi.org/10.1007/978-3-658-21363-3_5

Nutzergemeinschaft, betreut durch die Bau-Wohnberatung (BWK) in Karlsruhe, zunächst die Idee. Die Baugestaltung, die dann von den mit der BWK assoziierten Architekten Grünenwald&Heyl ausgeführt wurde, realisierte 16 barrierearme Wohnungen nach modernen Standards und in gehobener Ausführung, mit Aufzug und Balkonen, Gemeinschaftsräumen und -kellern. Das ehemalige Hotel garni „Am Lappach" wurde sodann von 2012–2013 im Auftrag der KG innerhalb von nur 12 Monaten komplett entkernt und dann umgebaut. Aus einem Gebäude mit einzelnen Gästezimmern entstanden dadurch 16 Wohnungen mit ein bis vier Zimmern, alle mit Bad, Küche bzw. Kochnische und Balkon. Das Wohnen dort ist überwiegend barrierefrei, alle Wohnungen sind mit dem Aufzug zu erreichen, die Bäder wurden mit bodenebenen Duschen ausgestattet. Es gab keinerlei finanzielle Unterstützung von Gemeindeseite oder aus irgendwelchen Fördertöpfen. Das Projekt entstand aus einer privaten Initiative und wird seither von der Gruppe der Eigentümer selbst bewohnt bzw. vermietet. Den Rahmen bietet der ruhige Luftkurort Enzklösterle, der Anziehungskraft für Menschen hat, die ein Leben in einem kleinen Ort inmitten von viel Natur mögen. Daneben bietet das Wohnprojekt modernen Komfort im komplett sanierten Gebäude mit Aufzug und einem rund 5.000 m² großen Grundstück.

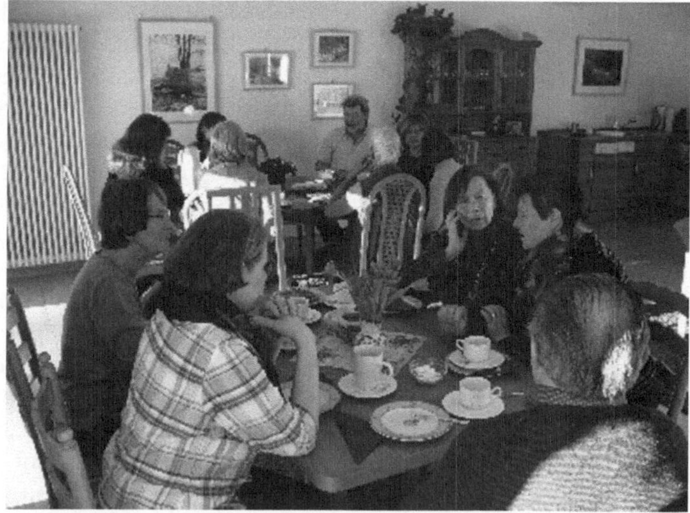

Abb. 7   Gruppennachmittag Enzklösterle, Sommer 2017, Foto Frau Ollenhauer

Heute bietet das Gebäude zusätzlich zu den individuellen Wohnungen einen großen Gemeinschaftsraum mit Kamin und Terrasse, zwei Gästezimmer mit Bad, eine Werkstatt und eine Waschküche sowie ein ca. 5.000 qm großes Gelände mit Ziergarten und Nutzgartenbereich.

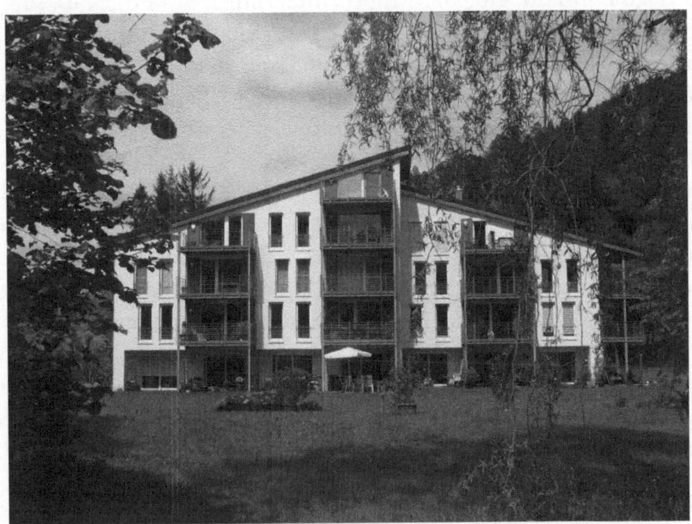

Abb. 8   Ansicht vom Haus in Enzklösterle, Sommer 2015, Foto Ollenhauer

Ein gewerbliches Projekt der Bewohner ist das Heidelbeer-Haus, das zum Ziel hat mit dem Verkauf von Heidelbeerprodukten ein Budget für kleinere Anschaffungen zu haben und das Wohnprojekt zu promoten. In der Entwicklungs- und Umbauphase wurden monatliche Info-Veranstaltungen durchgeführt, in der Wohnphase werden etwa vierteljährliche Ausstellungen in den Gemeinschaftsräumen organisiert, um die Öffentlichkeit auf das Projekt aufmerksam zu machen.

Die Bewohner sind auf vielfältige Weise in den Ort integriert, obwohl alle bis auf die zwei Hoteleigentümerinnen nicht aus Enzklösterle stammen, sondern extra wegen der Möglichkeiten eines gemeinschaftlichen Wohnens zugezogen sind. Sie nehmen an Gemeinderatssitzungen und -vorhaben teil, bewegen sich in örtlichen Vereinen und Kirchengemeinden. Außerdem hat die Kommanditgesellschaft gleich zu Beginn des Projektes auf Betreiben einiger Bewohner den Dorfladen mit einem Darlehen unterstützt.

Bei Redaktionsschluss standen drei Wohnungen zum Verkauf. Die Gruppe legt Wert darauf, die neuen Miteigentümer bzw. Mieter zunächst kennenzulernen. Die Entscheidung fällt intuitiv und im Einvernehmen mit den Interessenten. Die Gemeinschaft inseriert freie Wohnungen erfolgreich auf der eigenen Website, den einschlägigen Internetforen und zielgruppenaffinen Zeitschriften.

Frau Regine Erhard, eine der Mitbegründerinnen des Projektes, sagt, sie ist sehr zufrieden mit der Entwicklung des Gemeinschaftslebens in der Gruppe. Der Umbau des Gebäudes an sich verlief zügig und sehr zu ihrer Zufriedenheit und sie würde das Gleiche nochmal initiieren. In der Rückschau beurteilt sie den Weg den die Gruppe einschlug beim rechtlichen Rahmen eher negativ.

Im Nachhinein erwies sich die Gründung einer Kommanditgesellschaft (KG) als mehrfach nachteilig: Zunächst ist das ein noch unübliches Gesellschaftsmodell für Projekte des Gemeinschaftlichen Wohnens, weder Interessenten, Gemeinden noch Banken hatten seinerzeit (2009 bis 2012) Erfahrung damit. Die meisten Interessenten haben bestenfalls Erfahrung mit Wohnungseigentum, kaum jedoch mit Gesellschaftsbeteiligungen – der Erklärungsaufwand ist enorm. Für Interessenten, die für ihr Investment in das Projekt ein Darlehen aufnehmen müssen, ist eine grundbuchliche Absicherung ausschlaggebend – genau das ist nur bei Eigentumserwerb, nicht aber bei einer Beteiligung an einer KG möglich. Das waren wiederholt Gründe, warum Interessenten trotz aller Begeisterung für unser Projekt, abgesagt haben. Die Gestaltung des Gesellschaftsvertrags einer KG ist, anders als bei Vereinen oder Genossenschaften, völlig frei und birgt genau deshalb Fallstricke. Zudem kostet eine KG Verwaltungs- und Buchhaltungsaufwand, es muss bilanziert werden und die Kosten/ Einnahmen auf die Gesellschafter verteilt werden. Aus heutiger Sicht würden wir von vornherein eine Wohnungseigentümergemeinschaft (WEG) anstreben und für den ideellen Teil einen Verein gründen."

Besuch des Projektes und Interview mit Frau Erhard im Oktober 2017

Infos in Kurzform und Zahlen

Kaufpreise	*Mietpreise*
Ca 3.000–3.400 €/ qm	Kalt ca. 8 € /qm zzgl. Nebenkosten
Komplettumbau und Modernisierung des Gebäudes in 2012/2013, Einzug 2015	16 kleine und große Wohnungen Wohnungen, davon eine als Maisonette
Rechtsform	*Finanzierung*
WEG	Mehrere Millionen privat finanziert

Hier waren die ausschlaggebenden *Rahmenbedingungen*

1. Private Initiative von zukünftigen Nutzern
2. Grundstück und Gebäude als vormaliges Hotel vorhanden
3. Keinerlei öffentliche Zuschüsse, Finanzierung auf eigenes Risiko
4. Professionelle Beratung und Begleitung u. a. durch (BauWohn Beratung) BWK Karlsruhe
5. Konsequente Beauftragung von lokalen Handwerkern für den Umbau
6. Gute Akzeptanz in der Gemeinde

Das Beispiel Enzklösterle zeigt, dass auch eine Gruppe von entschlossenen Personen Projekte gestalten kann, ohne dass der Impuls notwendig von der Gemeinde ausgeht.

Kapitel 5
Windach/ Bayern – Erfolgreiches Projekt mit Wohnbaugenossenschaft

Windach ist eine kleine Gemeinde in Bayern mit ca. 3.750 Einwohnern. Sie liegt 20 Km von Landsberg entfernt und nur 8 km mit dem Fahrrad zum Ammersee. Die Gemeinde bildet zusammen mit den Orten Finning und Eresing die Verwaltungsgemeinschaft Windach. Das dort entstandene gemeinschaftliche Wohnprojekt bietet ein Beispiel für die erfolgreiche Zusammenarbeit einer Gemeinde mit der wohnwilligen Nutzergruppe und einer Wohnbau-Genossenschaft.

Bürgermeister Richard Michl hat zusammen mit der Maro-Genossenschaft aus Ohlstadt in Oberbayern, die sich dem Gemeinschaftlichen Wohnen verschrieben hat, hier ein Wohnprojekt auf den Weg gebracht. Das Vorhaben arbeitete in vorbildlicher Weise von Anfang an mit der Methode der Bewohnerbeteiligung. So wurde Windach zusammen mit einer Bewohnergruppe ein Projekt geschaffen, das im ländlichen Umfeld, aber an zentraler Stelle einen gemeinschaftlichen Wohnkomplex für 15 Wohn-Einheiten realisierte. Wenn eine Gemeinde im Einzugsbereich von München liegt, könnten sich die Wohnungen auch für pendelnde Mieter aus München anbieten. Der Bürgermeister hat mit der Wahl der Maro-Genossenschaft aber einen genossenschaftlichen Projektträger ins Boot geholt, der zusammen mit der Gemeinde Wert darauf legte, die Bewohner zunächst aus der Verwaltungsgemeinde selbst zu rekrutieren.

Den baulichen Ausgangspunkt bot in Windach ein alter Pfarrhof, den der Bürgermeister der Marogenossenschaft vorschlug. Die zuständigen Architekten der Maro-Genossenschaft sanierten zunächst den Altbau, bauten ihn um und errichteten daneben einen Neubau.

Drei Wohnungen entstanden im alten Teil, der auch im Erdgeschoss die Gemeinschaftsräume birgt. 12 Wohnungen entstanden neu durch die Realisierung des angrenzenden Neubaus. Als Kern sollte hier ein gemeinschaftliches Wohnen ermöglicht werden, das sowohl in der Planungsbeteiligung wie im Angebot an Gemeinschaftsräumen seinen Ausdruck fand. Wie in vielen kleinen Orten war es auch hier nicht selbstverständlich Mietwohnraum zu schaffen.

© Springer Fachmedien Wiesbaden GmbH, ein Teil von Springer Nature 2018
E. Wonneberger, *Neues Wohnen auf dem Land*,
https://doi.org/10.1007/978-3-658-21363-3_6

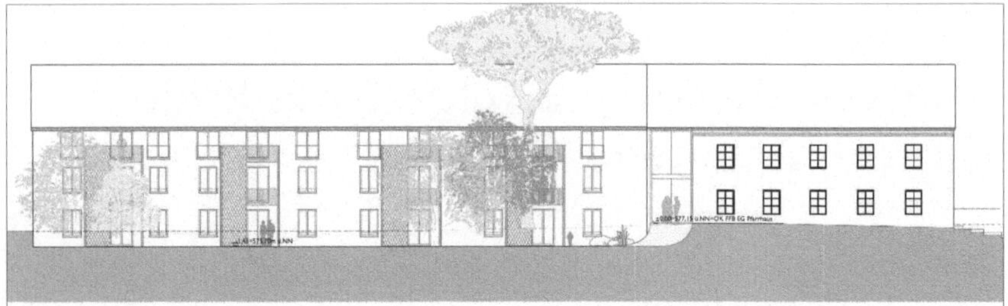

Abb. 9   Skizze des Baukomplexes in Windach 2015, NaBau Genossenschaft

Im Gespräch mit einer Bewohnerinnengruppe im Herbst 17 erfuhr ich, dass sich das Gebäude inzwischen gefüllt hat. Alle Wohnungen sind vermietet: drei an Familien aus Windach selbst. Da hier die Mehrheit der Bevölkerung noch an ein Leben im eigenen Haus gewohnt ist, erscheint vielen die Miete nur als die zweitbeste Lösung. Wie mir eine Bewohnerin versicherte, nimmt jedoch die Überzeugung zu, dass man gerade als älterer Mensch im großen eigenen Haus mit Garten nur noch eine Belastung sieht. Wohnen im genossenschaftseigenen Gebäude im unkündbaren Mietverhältnis kann sich erst langsam in den Köpfen der einheimischen Bevölkerung etablieren.

Die spätere Bewohner-Gruppe kannte sich schon in Zeiten der Planung zwischen 2014 und 2017, und umfasste bereits zwölf bis 15 Personen, die sich immer wieder mit den Projektplanern trafen, Ausflüge miteinander organisierten und den Kennenlernprozess intensivierten. Heute bietet sich den frisch eingezogenen Bewohnern der Charme eines Neubaus, kombiniert mit den Möglichkeiten des Altbaus. So hat die Gemeinschaftswohnung, in der sich die Gruppe bespricht, Gäste beherbergt und Feste feiert, eine altertümliche Gewölbedecke und wirkt sehr anheimelnd und einladend. Zwischen Alt- und Neubau wurde das neu entstandene Treppenhaus mit Aufzug eingefügt. Die Bewohner konnten bei der Gestaltung der Grundrisse und Wohnungen mitwirken. Sie treffen sich einmal im Monat, haben Gruppensprecher gewählt und verwalten die frisch bezogene Anlage nun selbst, was Hausmeisterarbeiten, Garten und Sauberkeit angeht.

Der Komplex ist mit Laubengängen und einem offenen Treppenhaus kommunikativ geplant ist, er enthält Balkone im rückwärtigen Bereich und einen großzügigen Gartenbereich vorne. Energetisch hat die Maro-Genossenschaft ein Niedrigenergiehaus verwirklicht. Es gibt darüber hinaus eine Fußbodenheizung im ganzen Gebäude, die mit einer Pelletanlage betrieben wird.

Im Altbau werden die Wände mit einer Raumteiltemperierung zusätzlich beheizt. Die Gemeinde hat die Zahl der Autostellplätze niedrig angesetzt, aber diese müssen vom jeweiligen Bewohner individuell gemietet werden.

Wie bei Genossenschaften üblich, müssen die Bewohner Mitglied der Genossenschaft werden und eine wohnungsbezogene Einlage mitbringen. Diese beträgt jedoch weniger als ein Zehntel dessen, was man investieren müsste, wenn man Wohnungseigentum erwirbt. Man ist Mieter im selbst mitfinanzierten Gebäude, wenn man je die Wohnanlage verlassen möchte bekommt man seine Einlage zurück.

Da einige Wohnungen wohnraumgefördert sind, variieren die Mieten zwischen 6,90–9,00 €/qm. Eine Wohnung wurde von der Gemeinde im Zuge der Folgeunterbringung für Flüchtlinge an zwei Asylanten aus Eritrea vermietet.

Rahmenbedingungen

1. Vorhandene Alte Pfarrei in der Dorfmitte
2. Projektplanung durch Maro-Genossenschaft
3. Interessierte Kerngruppe am Wohnprojekt von 2014 an
4. Günstige Förderungssituation
5. Finanzielle Beteiligung der Gemeinde durch Ankauf einer Wohnung.

Infos in Kurzform und Zahlen

Gebaute Wohnungen	*Wohnungsanordnung*	*Finanzierung*
15 Wohnungen, verteilt in 3 im Altbau und 12 im Neubau	barrierefrei und Aufzug in der Mitte des Gebäudes	Gesamtkosten 3,6 Mill. als Genossenschaftsbau, mit Förderungen vom Land Bayern und von der KfW
Mieten	*Lage*	*Förderungen*
6,90–9,00 €	Nähe zu Landberg und München	Regionale oberbayrische Förderungen[12]

12 Förderungen: Bayern-bezogen für ortsprägendes Denkmal:
   Wohnraumförderung – Regierung v. Oberbayern
   Städtebauförderung – Regierung von Oberbayern
   Städtebauförderung – Gemeinde Windach
   Zuschuss Denkmal – Landesamt f. Denkmalpflege
   Zuschuss Denkmal – Bezirk Oberbayern
   Zuschuss Denkmal – Bayerische Landesstiftung
   Sonst: kfw-Darlehen zur Denkmalsanierung.

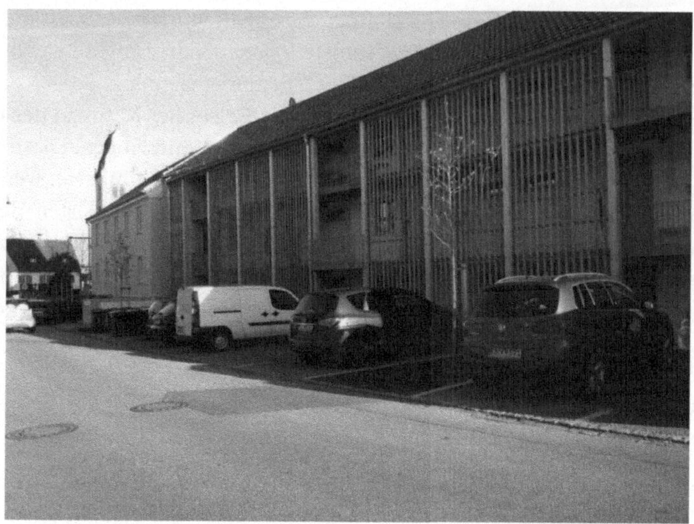

Abb. 10 Windach ‚Altbau und Neubau nebeneinander, Wonneberger 2017

In Windach sieht man, dass gemeinschaftliche Bauprojekte in Kombination von Gemeinde, Bewohnergruppe und externer Genossenschaft erfolgreich sein können. Obwohl es sich um eine eher wohlhabende Gemeinde handelt wurden Mietwohnungen erstellt.

Kapitel 6
Bad Dürrheim/ Baden Württemberg – Wohnprojekt in Planung, initiiert von einem Verein

Eine ganz andere Situation haben wir in Bad Dürrheim, das zwar als Kleinstadt etwas über unsere ländlichen Gemeinden hinausgeht, aber wegen seiner peripheren Lage vorgestellt werden soll. Hier handelt es sich um eine kleine Kurstadt im Baar-kreis / Schwarzwald, mit ca. 13 000 Einwohnern und einer tendenziell überalterten Bevölkerungsstruktur. Es gibt im Ort viele Bäder- und Kureinrichtungen. Daher sind Personen in den Ort gezogen, die bereits in Rente sind, ihren Lebensabend aber durchaus gesund und aktiv gestalten wollen. Fast ein Drittel der Bevölkerung ist über 65 Jahre alt, der Altersdurchschnitt liegt bei 47 Jahren. Viele ältere Menschen sind erst nach vollendeter Berufstätigkeit hierher gezogen.

Die Initiative für ein Gemeinschaftliches Wohnprojekt ergriff der gemeinnützige Verein „Generationentreff Lebenswert", der bereits Räume für Veranstaltungen und Treffen in Bad Dürrheim vorweisen konnte. Seine Impulse haben innerhalb eines Jahres über mehrere wichtige Veranstaltungen hinweg zum Ziel geführt.

Bereits im Mai 2016 hatte der ehrenamtlich arbeitende Verein die Regionalstelle Gemeinschaftliches Wohnen in Ravensburg zu einem Vortrag über „Neue Wohn-formen" zur Einführung in dieses Thema geladen. Hier wurden Modelle aufgezeigt, die andernorts bereits realisiert sind und Anregungen boten, was man selbst dafür machen kann. Der Vortrag war gut besucht, das Interesse der Besucher deutlich und so knüpfte sich fast automatisch die Entwicklung eines Fragebogens durch die Aktiven im Generationentreff an. Dieser wurde im Generationentreff verteilt, er war auf der Homepage der Stadtverwaltung verfügbar und er wurde an einem Infotisch im Juni 16 auf dem Wochenmarkt in Bad Dürrheim beworben. Damit hat der gemeinnützige Verein Generationentreff „Lebenswert" den Grundstein für die Entwicklung von "Neuen Wohnformen" in Bad Dürrheim gelegt.

© Springer Fachmedien Wiesbaden GmbH, ein Teil von Springer Nature 2018
E. Wonneberger, *Neues Wohnen auf dem Land*,
https://doi.org/10.1007/978-3-658-21363-3_7

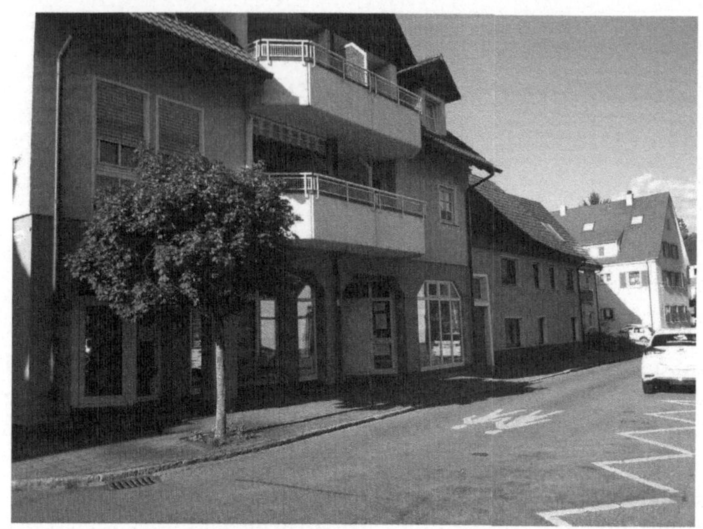

Abb. 11 Generationentreff „Lebenswert" in Bad Dürrheim, September 17, Wonneberger

Die Befragung war für die allgemeine Öffentlichkeit zugänglich, wurde aber vor allem von Menschen beantwortet, die für ihr Wohnen im Alter noch nach neuen Möglichkeiten suchten. So zeigte sich eine große Mehrheit der Befragten an einem Umzug in ein gemeinschaftliches Wohn-Vorhaben interessiert.[13] Dies galt sowohl in der Variante des gemeinschaftlichen Wohnens mit Gleichaltrigen wie im generationenübergreifenden Wohnen von „Jung und Alt". In der Fachsprache ausgedrückt äußerten sie mehrheitlich Interesse an einem quartiersbezogenen Wohnen mit integrierten Nachbarschaftsangeboten und altersgerechten Dienstleistungen. Aber viele wollten nicht nur passiv beteiligt sein, sondern äußerten auch ein großes Interesse an Eigeninitiative, Engagement und gegenseitiger Hilfeleistung. Die Befragung hatte Leuchtturmqualität und zeigte, dass es Nachfrage in der Bevölkerung gibt und wies damit eine Richtung für weitere neue Bauvorhaben in Bad Dürrheim. Auch das Presseecho war positiv.

Daher plante der Verein „Generationentreff Lebenswert" als nächste Veranstaltung eine Exkursion zu ausgewählten Projekten in Südwürttemberg und Schwaben. Diese Veranstaltung führte ca 20 Teilnehmer zunächst nach Burgrieden bei Laupheim und dann nach Kempten im Allgäu. Der informative Besuch in beiden

---

13 Der Altersdurchschnitt der Bevölkerung liegt etwas höher als im statistischen Durchschnitt in Baden-Württemberg

Städten wurde neuerlich von der Regionalstelle Gemeinschaftliches Wohnen in Ravensburg organisiert und begleitet.

Über diese Exkursion zum Wohnprojekt „Allen gerechtes Wohnen" in Burgrieden und zum Wohnprojekt IWO in Kempten wurde am 30.11.2016 im Generationentreff berichtet. Damit wurde die Idee mithilfe einer Infoveranstaltung einem weiteren Kreis von Interessenten zugänglich gemacht.

Auch Vertreter des Gemeinderates waren anwesend und erfuhren: Wenn ein „Gemeinschaftliches Wohnen für Jung und Alt" entwickelt werden könnte, mit gemeinschaftlichen Treffpunkten und Infrastrukturangeboten (wie carsharing, Teeküche und Gemeinschaftsraum teilen, Gästewohnung teilen) wäre dies auch ein Zuzugsgrund für junge Familien, die in Bad Dürrheim mehr Anschluss und Angebot finden würden als an anderen Orten.

Ein erstes Gespräch mit dem regionalen Bauträger Familienheim gGmbH in Villingen-Schwenningen im Oktober 16 lotete die Möglichkeiten zur Kooperation aus und diese Infos flossen in weitere Treffen mit der Initiativgruppe ein.

Im Januar 17 präsentierte Frau Dr. Wonneberger von der begleitenden Regionalstelle das Vorhaben auf Anfrage des Stadtentwicklungsausschusses in der Stadt Bad Dürrheim. Daran schloss sich eine konstituierende Sitzung des zukünftigen Wohnprojektes im Generationentreff „Lebenswert" im März und eine weitere Zusammenkunft zusammen mit dem lokalen Leiter des Stadtplanungsamtes im April an.

Mithilfe der Begleitung aus Ravensburg hat sich hier binnen eines Jahres ein Kern von Wohnungswilligen zusammengefunden, der die Vision des gemeinschaftlichen Wohnens in Miete und im Eigentum weiterverfolgt. Die Gruppe sammelt ihre Ideen und Wünsche an so ein Wohnprojekt fortlaufend, schreibt sie fort und hält sie schriftlich fest.

Es entwickelte sich eine aktive Gruppe, die sich monatlich zu internen Besprechungen trifft. Die Sprecher sollten bereits eigeninitiativ weitere Gespräche mit der Stadtplanung der Gemeinde und dem Bauträger durchführen. So schnell ging es jedoch nicht. Leider war bis zum Sommer 17 die innere Struktur noch nicht soweit gefestigt, dass alle Punkte vorbesprochen und von allen legitimiert waren. Diese Prozesse brauchen Zeit und das wurde in Bad Dürrheim deutlich. Ende Sommer 17 sind folglich die beiden aktiven Sprecher zurückgetreten. Die Gruppe drohte wieder zu zerfallen.

Parallel dazu ruderte der Stadtbaumeister von Bad Dürrheim zwischenzeitlich ein großes Stück von seinen früheren Aussagen zurück, bei denen er ein Grundstück im Zuge eines neuen städtischen Bauprojekts in Aussicht gestellt hatte. Er verwies nun die Mitglieder der Projektgruppe lapidar darauf, selbst verstärkt auf die Suche zu gehen und Einfluss auf die Gemeinderäte zu nehmen. Nach seiner Aussage habe die Stadt aktuell kein Grundstück zur Verfügung.

Der „Generationentreff Lebenswert" Bad Dürrheim wurde inzwischen in der Förderung des Bundessozialministeriums für Mehrgenerationenhäuser aufgenommen. Das bestärkte die Verantwortlichen im Verein, der die Entwicklung eines Wohnprojektes in Bad Dürrheim zu seiner Herzensaufgabe gemacht hat. Der demografische Wandel ist Kernpunkt des Mehrgenerationenhaus-Konzepts, das sie mit den Bundesmitteln mit Leben erfüllen wollen.

Das Projekt „Neue Wohnformen" ist essenzieller Bestandteil dieser Strategie wie im Förderantrag zum Mehrgenerationenhaus beim Sozialministerium angeführt. Im Laufe des Herbstes 17 wurde in weiteren Gesprächen mit der begleitenden Regionalstelle mit den verantwortlichen Initiatoren im Verein „Generationentreff Lebenswert" eine Strategie entwickelt, wie einerseits die Basis der Projektgruppe stabiler und handlungsfähiger gemacht werden kann, andererseits weitere Interessenten jederzeit dazu kommen können.

Inzwischen war deutlich geworden, die Gemeinde als solche würde sich für das Vorhaben nicht engagieren. Wie man hörte war der Gemeinderat sehr skeptisch.

Im Herbst 17 hat sich die Kerngruppe der Wohnwilligen die schriftliche Abfassung einer Konzeption vorgenommen, da man davon ausging, dass die Wohninitiative selbst ein Grundstück und einen Bauträger suchen musste. Erfreulicherweise erklärten sich zwei Teilnehmer bereit, aus den inzwischen vorhandenen Vorpapieren und Wünschen der Teilnehmer eine Selbstdarstellung aus einem Guss zu fertigen.

Zu diesem Zeitpunkt umfasste die Gruppe 14 aktive Teilnehmer, überwiegend Alleinlebende, sowie drei Paare. Alle lagen von der Altersgruppe her zwischen 50 und Ende 70 Jahren.

In der Konzeption sollte die Struktur der Gruppe aktualisiert werden und die Wünsche an die Wohngrundrisse dokumentiert sein. Diese Zusammenschau konnte für weitere Präsentationen verwendet werden. Hier ein kleiner Auszug aus dem Papier, als Anregung für weitere Konzepte.Originaltext:

„Gemeinschaftliches Wohnen"

Durch den demografischen Wandel einer immer älter werdenden Gesellschaft, verbunden mit einem Auseinanderdriften der klassischen Familienstrukturen, sehen viele aufgeschlossene Bürger ihre eigene zukünftige Wohn- und Versorgungssituation in der bewussten Hinwendung für eine Entscheidung im gemeinschaftlichen Wohnen und Leben von Menschen verschiedener Altersstufen und Strukturen.

Die Initiativgruppe für ein Gemeinschaftliches Wohnen innerhalb des „Generationentreffs Lebenswert" hat sich zum Ziel gesetzt, die Grundlagen für ein derartiges Wohnprojekt zu erarbeiten und das Vorhaben gemeinsam zu entwickeln und zu realisieren.

Die Ziele der Gruppe sind:

- Wir wünschen uns ein gemeinsames Wohnen von Jung und Alt in einem kinder- und seniorenfreundlichen Umfeld
- Wir schaffen Orte, die ungezwungene Begegnung möglich machen
- Wir schätzen ein verlässliches soziales Gefüge unter Beibehaltung der persönlichen Privatsphäre und Eigenständigkeit
- Wir wollen unser gemeinschaftliches Wohnen selbst bestimmt und aktiv mitgestalten
- Integration/Inklusion von Menschen mit Behinderungen oder anderer Menschen mit eigenem Lebensentwurf

Da die Realisierung des Bauvorhabens mit einer Baugenossenschaft aus Villingen geplant ist, schuf die Gruppe damit die Voraussetzung für weitere Gespräche mit Bauunternehmen und Grundstückseignern.

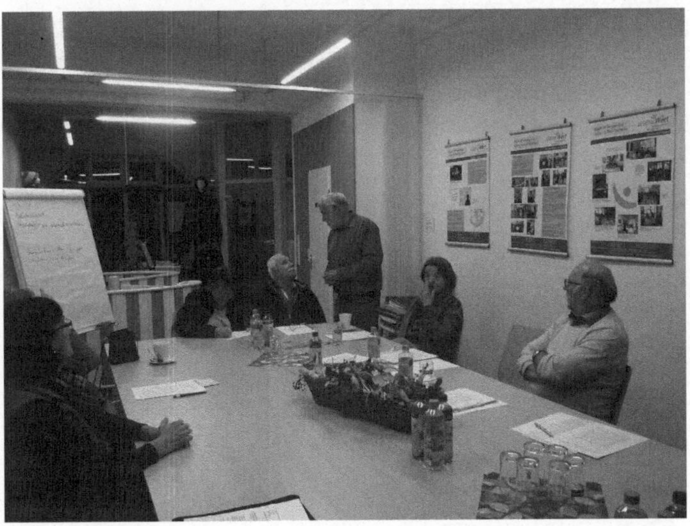

Abb. 12 Gemeinsam Planen, gemeinsam gestalten in Bad Dürrheim, Wonneberger 2017

Verwirklicht werden soll eine Kooperation zwischen einem Bauträger (Baugenossenschaft), der Initiative und dem Generationentreff „Lebenswert". Wir haben es mit einem selbstorganisierten Wohnprojekt zu tun, das langfristig plant und verhandelt.

Die erarbeitete dreiseitige Konzeption soll von allen Mitgliedern der Gruppe unterschrieben werden und in die Verhandlungen 2018 mitgenommen werden. Aus den vielfältigen Vorarbeiten kann ein erfolgreiches Projekt werden, der Ausgang ist leider noch nicht in Sicht.

Was waren die ausschlaggebenden Rahmenbedingungen?

Die Initiative des gemeinnützigen Vereins „Generationentreff Lebenswert", der bereits Räume für Veranstaltungen und Treffen in Bad Dürrheim vorweisen konnte, hat innerhalb eines Jahres über mehrere wichtige Veranstaltungen hinweg zum Ziel geführt. Fördergelder der Landes- und Bundesregierung haben die Moderationen und Beratungen von Außen finanziert.

Man kann festhalten:

1. eine Initiativgruppe, die die Idee verfolgt,
2. Räumlichkeiten, die sich eignen für Infoveranstaltungen und Besprechungen
3. Befragung der Bevölkerung mit Presseecho
4. Begleitung durch sachkundige Fachfrau aus Beratungsstelle
5. Kontaktpflege durch den Generationentreff zum Bürgermeister, der Stadtplanung und dem Gemeinderat und erste Kontakte zu einem Bauträger
6. Aufbau einer handlungsfähigen Kerngruppe, die gleichzeitig stabil nach Innen und offen nach Außen ist.

Kapitel 7
Edenkoben/Rheinland Pfalz –
Projekt in Planung

Edenkoben liegt an der südlichen Weinstrasse zwischen Neustadt und Landau. Der Ort weist ein lebendiges Wirtschaftsleben auf, viele Geschäfte, ärztliche Versorgung und Schulen. In dem 6.719-Seelen Ort an der Weinstrasse, dem Kernort einer Verbandgemeinde haben sich mehrere befreundete Bewohnerinnen zusammengetan. Sie kannten sich gut, hatten bereits seit einigen Jahren einmal die Woche einen gemeinsamen Mittagstisch organisiert, den meist eine der Frauen ausrichtete. Außerdem hatte eine von Ihnen als Gästeführerin für die Gemeinde Edenkoben gearbeitet und war dort gut vernetzt.

Als bekannt wurde, dass das ehemalige Schulgebäude zur Disposition stand, ist die selbständig agierende Wohnprojektgruppe aktiv geworden. Sie haben die Bau-Wohnberatung (BWB) aus Karlsruhe zu ersten Informationsgesprächen in den Ort geholt. Es gab günstige Koinzidenzen: so hatten sich in der Gruppe bereits Freundschaften entwickelt und gleiche Interessen herausgestellt, ehe das Gebäude die angedachten Ziele eines gemeinschaftlichen Generationenübergreifenden Wohnen in greifbare Nähe rückte.

Dann kam die Schwester von Architekt Grünenwald (BWB) aus Karlsruhe dazu, die viel organisatorische Vorarbeit übernahm, eine Exkursion für die Gruppe organisierte und so zum Bindeglied zwischen der Bauberatung Karlsruhe und der Projektgruppe wurde. Zunächst waren es vor allem 5 Wohninteressenten, die sich bereits 2016 zu einer Kommanditgesellschaft (GmbH&Co.KG) zusammengeschlossen haben und die das Grundstück samt denkmalgeschütztem Gebäude kaufen werden.

Derzeit besteht die Gruppe aus zwei Paaren und vier alleinstehenden Frauen, von denen 2 zusammen eine Wohngemeinschaft bilden wollen. In Aussicht stehen weitere 4 Menschen, die zusammen mit den ersteren als Gruppe in eigener Regie den Umbau vorantreiben werden. Die Baugenehmigung liegt bereits vor, Baubeginn wird im nächsten Frühjahr sein. Zu sehen ist als Ausgangssituation ein sehr schönes denkmalgeschütztes Bestandsgebäude, ein stattlicher Neurenaissance-Walmdachbau von 1877, eine ehemalige Präparanden-Schule.

© Springer Fachmedien Wiesbaden GmbH, ein Teil von Springer Nature 2018
E. Wonneberger, *Neues Wohnen auf dem Land*,
https://doi.org/10.1007/978-3-658-21363-3_8

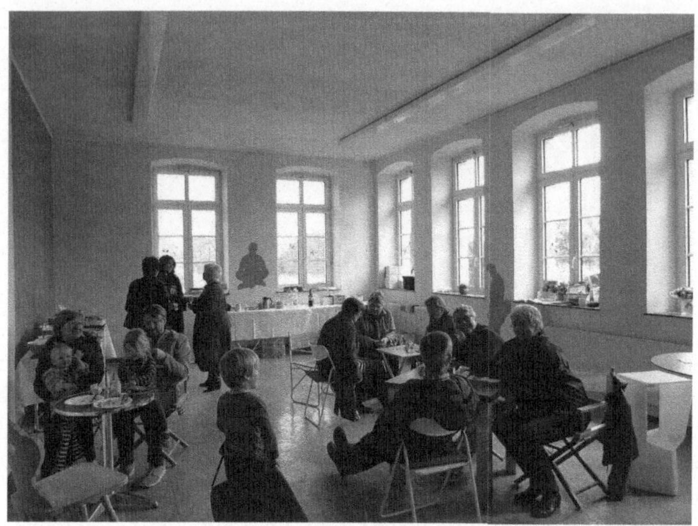

Abb. 13 Gruppenfoto in Edenkoben, Originalfoto Grünenwald 17

Die Gemeinde – hier vor allem der Stadtbürgermeister und die erste Stadtbeigeordnete –, die gleichzeitig Schirmherrin des Projekts ist, unterstützten das Projekt
von Anfang an. Zwar ist die Stadt nicht mit Geld eingestiegen, hat sich nicht etwa
selbst mit dem Kauf einer Wohnung in das Vorhaben eingeklinkt, ist aber ideell
sehr positiv unterstützend. Zusätzlich hat das Projekt eine Anschubförderung von
Seiten des Landes erhalten.

   Die Initiatoren haben sich zunächst in einem nicht eingetragenen Verein
zusammengeschlossen (n. e. V.) Der Edenkobener Stadtrat fand die Anliegen des
„ZammeZiehe n. e. V." so beeindruckend, dass er für das Gebäude und das ehema-
lige Schulgrundstück eine Option für die Verwertung durch den Verein aussprach.
Die Gruppe hat daher nach dem eingetragenen Verein konsequenterweise eine
Kommanditgesellschaft gegründet, die als Gesamteigner und Bauherr auftritt.
Damit ist klargestellt, dass die Gruppe als Ganzes das Gebäude kauft, umbaut und
besitzt. Die einzelnen Wohnungen können später verkauft oder vermietet werden.
Das Vorhaben, das insgesamt ca. 4 Milionen kosten wird, soll, laut Aussage von
Herrn Grünenwald, von Seiten der Gemeinde mit weiterem Entgegenkommen bei
den Bauerschließungskosten unterstützt werden.

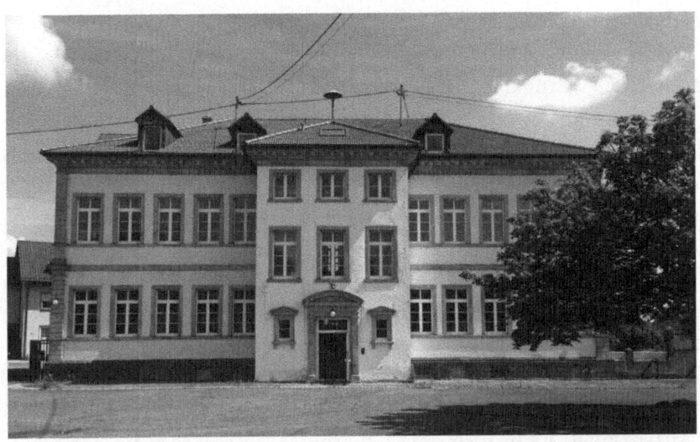

Abb. 14 Die alte Schule in Edenkoben, Foto Grünenwald 17

Intensive Voruntersuchungen

Vom Planungsbüro Grünenwald + Heyl wurde eine Planungskonzeption erstellt, die eine Nutzung des denkmalgeschützten Schulgebäudes für Wohnzwecke ermöglicht. Dabei sollen die zur Straße sichtbaren Fassaden weitestgehend in der historischen Form erhalten werden, lediglich an der Rückfassade und an den beiden Schmalseiten werden künftig großzügige vorgestellte Balkone die Nutzungsänderung erkennbar machen.

Sowohl vom eingeschalteten Statikbüro, einem Haustechnikbüro und einem Elektroplaner wurden erste Begutachtungen vorgenommen und erste Grobkonzeptionen erstellt. Ein in Auftrag gegebenes Schallgutachten hat weitere Hinweise zu nötigen Maßnahmen für die neue Wohnnutzung erbracht. Dort entstand eine engagierte Planungskonzeption für das Gebäude

Insgesamt werden 8–10 barrierefreie Wohnungen von ca. 59 bis 124 m^2 entstehen, eine davon rollstuhlgerecht. Darüber hinaus Räume für die Gemeinschaft.

Im mit prächtigen Gewölben ausgestatteten Sockelgeschoss werden neben den Technikräumen auch Räume für kulturelle Nutzung zur Verfügung stehen, die sowohl über einen Außenzugang als auch den inneren Aufzug erschlossen sind. Der Preis für die Wohnungen liegt voraussichtlich bei qm Kosten von 3.300 €. Die noch freien Wohnungen werden derzeit zur Besichtigung angeboten. Der Gebäudezugang soll auf die Westseite verlegt werden, das bisherige zentrale Treppenhaus auf der Gebäuderückseite wird der Wohnfläche zugeschlagen, die neue Treppe auf der Nordseite des Gebäudes angeordnet

Auch das nur teilweise ausgebaute Dachgeschoss wird für Wohnzwecke hergerichtet, hofseitig ist eine großzügige Dachterrasse vorgesehen. Der Schulhof wird zum attraktiven Wohngarten und Treffpunkt für Besucher

Der derzeit komplett versiegelte Schulhof wird künftig im Randbereich PKW- und Fahrradstellplätze sowie die Unterbringung von Müll und Gartengeräten aufnehmen, im zentralen Bereich aber zu einem gemeinschaftlichen Wohn- und Nutzgarten umgestaltet werden, der auch bei Veranstaltungen Besuchern angeboten werden kann. Dann übernimmt Angelika Fesenmeyer, 1. Stadtbeigeordnete, im Juni 2016 die Projekt-Schirmherrschaft

Bereits bei Ihrer Wahl zur 1. Stadtbeigeordneten im Juli 2014 bekundete Angelika Fesenmeyer in einem Zeitungsinterview, dass die Nutzung des Gebäudes der Paul Moor Schule in der Weinstraße für sie ein sehr wichtiges Thema sei und lud die Bevölkerung herzlich dazu ein, Ideen für eine sinnvolle Nutzung zu entwickeln.

Der Aufruf blieb nicht unerhört, wie die Initiative ZammeZiehe n. e. V. nun bewiesen hat. Da lag es nahe, bei Frau Fesenmeyer nachzufragen, ob sie denn auch bereit wäre, für das Projekt die Schirmherrschaft zu übernehmen. Nun ist es amtlich: Frau Fesenmeyer hat diesem Anliegen des ZammeZiehe n. e. V. am 20. Juni 2016 entsprochen, damit der Gruppe einen weiteren Grund zum Feiern gegeben! Eine Gründung der LudwigsPalast GmbH + Co. KG am 14. September 2017 begründet die Rechtsform des Projektes.

Ein wichtiges Datum für die bisherigen ZammeZiehe`ler: Die Wohn-KG wurde mithilfe des ausgearbeiteten Gesellschaftervertrags von den Gründungskommanditisten einschließlich der Komplementärs-GmbH gegründet. Somit war die Rechtsform unter Dach und Fach. Weitere Kommanditisten für noch 4 freie Wohneinheiten sind herzlich willkommen. Die Baugenehmigung („Roter Punkt") erfolgte am 19.September 2017. Und gleich eine Woche nach der Gründung der KG war ein nächster Fortschritt zu verzeichnen: Die Baugenehmigung für das komplette Umbauvorhaben einschließlich beantragter Befreiungen liegt der Gruppe vor. Bei der Abnahme der Autostellplätze hat die Stadt entgegenkommen gezeigt. Der Grundstückskaufvertrag ist in in Bearbeitung. O-Ton Bürgermeister: „Kompliment für das tolle Konzept! Hier kann etwas entstehen, das unserer Stadt zur Ehre gereicht und den Bewohnern ein gutes Leben ermöglicht."

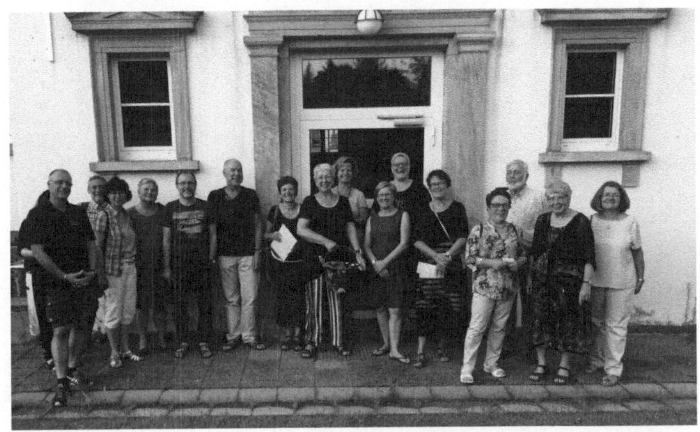

Abb. 15 Gruppenfoto mit Architekt Grünenwald 17, mit Genehmigung

Rahmenbedingungen auch hier:

1. Aktive Kerngruppe
2. Professionelle Planungsbegleitung durch die Bauwohnberatung Karlsruhe
3. Schirmherrschaft, der 1. Beigeordneten der Stadt signalisiert Akzeptanz der offiziellen Seite
4. Rechtsform Kommanditgesellschaft bereits gebildet, die die Finanzierung ermöglicht

Infos in Kurzform und Zahlen

Planungsleitung	*Geplanter Baubeginn*
Bau-Wohnberatung Karlsruhe, i-community	2018
Rechtsform	*Finanzvolumen*
Kommanditgesellschaft KG	Ca. 4 Millionen €
Größenordnung	*Besonderheiten*
8–10 Wohnungen	Umbau alte Schule, barrierefrei

Interview mit Architekt Grünewald, Bauwohnberatung am 26.9.17
Interview mit Frau S. Roth, Vorsitzende des n. e. V.
Zamme Ziehe am 17.10.17

Kapitel 8
Wangen im Allgäu/Baden-Württemberg – Projekt in Planung, Kleinstadt im ländlichen Raum

Da gerade in den ländlichen Regionen die bürgerschaftlichen Initiativen Auswirkungen auf die soziale Infrastruktur des Ortes, durch Nachbarschaftsinitiativen und Quartiersbelebung haben, soll die selbstorganisierte Initiative für ein Gemeinschaftswohnen in dieser Kleinstadt dargestellt werden.

Die Stadt Wangen im Allgäu im Südosten Baden-Württembergs und damit im württembergischen Westallgäu hat gut 27.000 Einwohner und ist die zweitgrößte Stadt des Landkreises Ravensburg. Wangen war früher ein großes Zentrum der Textilindustrie, beispielsweise mit der ERBA-Gruppe, bevor diese Branche in Deutschland ihren Niedergang erlebte. Sohler Ski war der einzige Skihersteller im Allgäu, ansässig in Wangen. Die Stadt war eines der Zentren der Milchwirtschaft im Allgäu was sich am Standort von überregional bekannten Käsereien ablesen lies. Heute gibt es lediglich noch die Allgäuer Emmentalerkäserei Leupolz und die Käserei Zurwies. Der Wirtschaftsstandort Wangen zeichnet sich durch einen gesunden Branchenmix aus modernen Industriebetrieben aus, durch traditionsreiches Handwerk und durch vielseitige Handels- und Dienstleistungsunternehmen. Daher gibt es Arbeitsplätze, was auch den über 500 Flüchtlingen, die die Stadt in 2015 und 2016 beherbergte, zu Gute kam. Die Stadt weist bisher eine ausgeglichene Bevölkerungsstruktur von ca. einem Fünftel Kinder und Jugendlichen bis 18 Jahren und einem Fünftel Menschen über 65 Jahren, und liegt damit im Durchschnitt vom demografischen Altersaufbau in Baden-Württemberg.

Wangen im Allgäu, eine Kleinstadt im Zuzugsgebiet zwischen Bodensee und Voralpen, verfügt derzeit über vier Altenpflegeheime von kirchlichen Trägern, mehrere Neubaugebiete mit Einfamilienhäusern und Eigentumswohnungen aber keine selbstorganisierten neuen Wohnformen. Die städtebauliche Situation wird beherrscht von konventionellen Entwürfen und der Illusion des uneingeschränkten Platzverbrauchs. Dies war eine schwierige Ausgangssituation für die selbstorganisierte Genossenschaft im Ort, die nicht im Auftrag einer Gemeinde agiert, sondern aus eigener Initiative.

© Springer Fachmedien Wiesbaden GmbH, ein Teil von Springer Nature 2018
E. Wonneberger, *Neues Wohnen auf dem Land*,
https://doi.org/10.1007/978-3-658-21363-3_9

In Süddeutschland hat Eigentum, wie bereits in anderen Beispielen angeklungen, beim Wohnen die oberste Priorität. Wohnraum ist Spekulationsobjekt und wird nicht als allen zugängliche Grundversorgung gesehen.

Hier entstand schon in 2009 eine Interessen-Gruppe, die sich „Wohnenplus-Wangen" nannte und zunächst aus befreundeten Gleichgesinnten bestand. Die Gruppe strebte ein Generationen Wohnen mit jungen Familien und älteren Menschen an und hat nach langen Vorentwicklungen im Mai 2014 eine Wohngenossenschaft e. G. gegründet. Obwohl es in der Stadt eine traditionelle Baugenossenschaft gab, sollte die Neugründung einer Wohngenossenschaft Impulse setzen. Hierbei handelt es sich um einen Zusammenschluss von späteren Nutzern, die selbst dort zur Miete wohnen wollen. Diese sind bereits in die Grundstückssuche eingebunden, entscheiden über Standort und Gebäudestrukturen, bis hin zu den gemeinschaftlichen Angeboten. Garantiert ist mit der Mitgliedschaft in einer solchen jungen Genossenschaft, dass die Mitglieder alles selbst gestalten. Solche neuen Selbsthilfeorganisationen, die in vielen größeren Städten aus dem Boden sprießen, bieten lebenslanges Wohnrecht zu moderaten Preisen, die langfristig gebunden sind und nicht bei nächster Gelegenheit als Spekulations-Liegenschaft an den Meistbietenden weiterverkauft werden.[14] Zwar ist die Gründung einer Genossenschaft etwas aufwendig, man muß sich eine

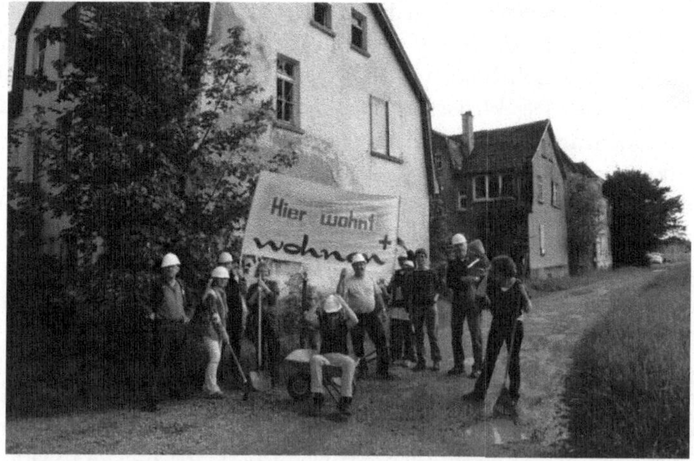

Abb. 16 Wohnenplus in Wangen in der Entstehungsphase, Foto Wonneberger 2014

---

14 Die Modalitäten einer Genossenschaftsgründung erfährt man in Beratungsstellen, Vgl. auch Wonneberger, 2015

Satzung geben, einem Prüfverband beitreten, die offizielle Gründungsversammlung abhalten und sich beim zuständigen Registergericht als Genossenschaft anmelden. Doch die rechtlichen Vorarbeiten sind der Gruppe in Wangen zu Gute gekommen, und auch andere Rechtsformen fordern bekanntlich viel Anstrengung.

Heute umfasst die Genossenschaft an die 70 Mitglieder und hat seit Frühjahr 2017 die Zusage der Stadtverwaltung Wangen auf Überlassung eines Grundstückes im ehemaligen ERBA-Gelände, auf dem 4–5 Gebäude errichtet werden können. Die Gruppe plant den Neubau von ca. 40 Wohnungen, barrierefrei und mit Gemeinschaftsräumen versehen.

WohnenplusWangen entstand als harter Kern von Gleichgesinnten, die in einigen Jahren durch verschiedene Grundstücksoptionen Erfahrungen sammelten. In Wangen gab es u. a. offen gelassene Fabrikgebäude, aus Zeiten als sich die Textilerzeugung in Deutschland noch lohnte. Die Wohngenossen haben sich seit 2014 gegenüber der Stadtplanung auf die Mitgestaltung der ehemaligen Fabrikbrache im Süden der Stadt, genannt das ERBA-Gelände, fokussiert. Zunächst wollte man die drei alten Arbeiterhäuser von 1890, die sehr heruntergekommen, aber architektonisch erhaltenswert schienen, renovieren. Über mehrere öffentliche Veranstaltungen und viele Gespräche beim Bürgermeister, im Gemeinderat und letztlich einer Bewerbung mit ihrem inhaltlichen Konzept hat sich die Gruppe als WohnenplusWangen e. G. bekannt gemacht und Akzeptanz verschafft. Nach einer Beteiligung an der Ausschreibung der Stadt im Herbst 16 wurden die Genossen jedoch mit vier Neubau Grundstücken in der ERBA (Erlangen-Bamberg) Anlage direkt neben den alten Häusern beschieden.

Die Neubaugrundstücke waren bereits angelegt, die alten Gebäude, die nicht abgerissen werden, hat ein Immobilienmakler erworben, der sie sanieren wird und als Eigentumswohnungen verkaufen.

Auf dem für WohnenplusWangen vorgesehenen Gelände sollen in Anbindung an die alte Arbeiterwohnsiedlung neue Wohnhäuser entstehen, die sich an den Stil der alten Gebäude anpassen.

Das Gebiet wird insgesamt ein städtebauliches Mischgebiet bleiben mit Wohngebäuden, Gewerbe- und Quartiersangeboten. Der vorhandene Leerstand an Gebäuden einer offen gelassene ehemalige Fabrik und ihren flankierenden Sozialeinrichtungen kann als lebendiges Quartier somit Verwendung finden. Da kann das Neue Wohnen punkten.

Bei den Vorarbeiten wurden von der Genossenschaft wohnenpluswangen verschiedene Fachleute bezahlt und eingebunden (Rechtsanwalt, Architekten, Statiker), die Zuarbeit leisteten oder Gutachten erstellten. Letztlich lebt das ganze Projekt jedoch von Anfang an vom freiwilligen Engagement einer großen Zahl von Menschen, die ihre Ressourcen einbringen, ihre Ideen und ihr Know How.

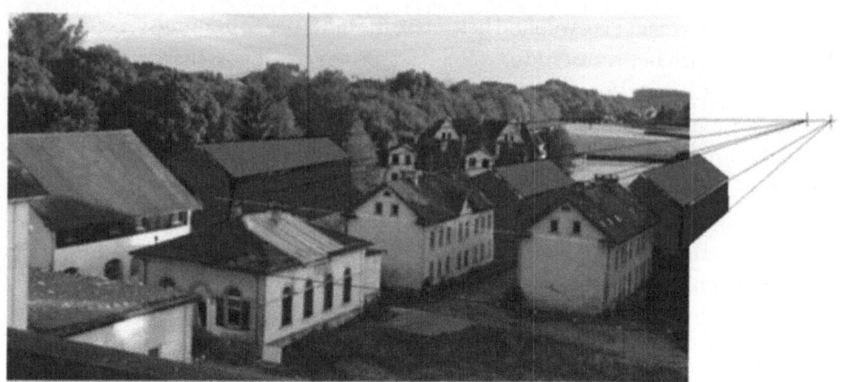

Abb. 17 Originalfoto der Gebäude in Wangen ergänzt durch eine architektonische Skizze von Projektleiter Theo Keller, 2017

Im Januar 17 wurde offiziell der Zuschlag zu vier Grundstücken im ehemaligen ERBA Gelände erteilt. Seither wartet die Gruppe in den Startlöchern auf einen konkreten Grundstückskauf. Denn der ist noch nicht erfolgt. Es gibt weitere Erschließungs- und Vorarbeiten von Seiten der Stadt, und die Gruppe muss detaillierte Planungen der Wohnungen vorlegen.

Der Architekt und ein Kollege stehen bereit, aber der konkrete Aushandlungsprozess mit der Stadt Wangen gestaltet sich langwierig. Dabei verhält sich die Gruppe sehr ausdauernd und geduldig. Da mit dem bevorstehenden Kauf der Grundstücke auch private Einlagen notwendig sind, hat jeder genügend Zeit für die individuelle Finanzplanung. Kredite für die privaten Einlagen in Wohngenossenschaften sind bei der LBBW und bei der KfW möglich, müssen aber langfristig beantragt werden. So ist mancher gar nicht unfroh, dass sich der Zahlungsbeginn noch etwas verzögert.

Die Finanzierung dieser Wohngenossenschaft wird sich für die geplanten 40 Wohnungen auf über 8 Millionen € belaufen, davon muss die Gruppe ca. 2 Millionen an Eigenkapital einlegen. Das wird anfangs vor allem durch die wohnbezogenen Einlagen der Mitglieder gewährleistet, die von Anfang an wohnen wollen. Bisher ist eine Einlage von 600€ pro qm gewünschter Wohnfläche vorgesehen, das bedeutet für eine 50qm Wohnung 30 000€ und für eine 100qm Wohnung das Doppelte. Des Weiteren können freiwillige Einlagen von allen 70 Wohngenossen erbracht werden und es können private verzinste Darlehen gegeben werden. Die Gruppe versucht weiterer Förderungen und Sponsoren einzuwerben.

Dem gegenseitigen Kennenlernen wird immer wieder mit Festen und Unternehmungen Raum gegeben. Die interne Gruppenfestigung wurde auf mehreren

Workshops vorangetrieben und wird vom Vorstand der jungen Wohngenossenschaft jeweils inhaltlich geplant. In den drei Jahren seit Bestehen der Rechtsform hat sich eine gewisse Erfahrung im Umgang mit dem Genossenschaftsprüfverband, der jährlichen Bilanzerstellung und der voraussichtlichen Finanzplanung eingestellt. Die lange Dauer der Vorarbeiten kommt der Gruppe zugute und erhöht die Akzeptanz des Vorhabens bei Stadtverwaltung und interessierter Bürgerschaft.

Die Haltung des Gemeinderates war dem Projekt gegenüber die ganzen Jahre ambivalent. Wenn es zustande kommt, und die Gruppe sich selbständig Fördergelder und Finanzierung beschafft, lässt man sie gewähren, aber es gibt keinerlei finanzielle Förderung durch die Kommune.

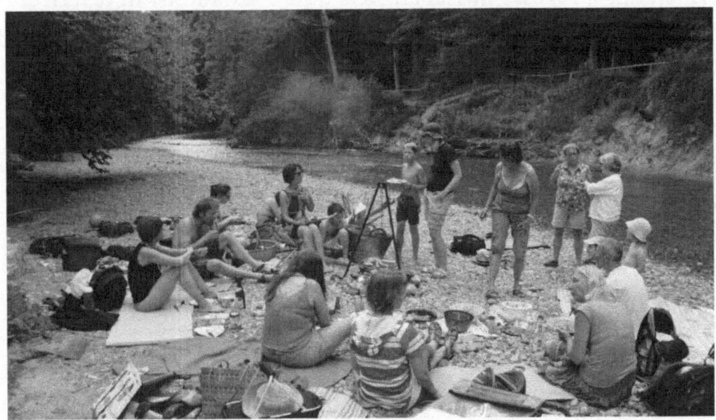

Abb. 18 Grillen im Sommer bei der Gruppe Wohnenplus Wangen, Foto: Wonneberger 2016

Der Projektleiter hat den Eindruck, die Gruppe erfreue sich des Wohlwollens des Wangener Bürgermeisters und dieser habe sie bei der Grundstückssuche nach Jahren der beharrlichen Vorarbeit sinnvoll bedacht. Die Grundstücke im ERBA-Gelände sind für die Genossenschaft als Neubauten kalkulierbarer, als es die Sanierungsgebäude gewesen wären. Beim Vergabeverfahren wurde ein Konzept für die Bebauung verlangt, dazu hatte die Gruppe eigens einen professionellen Berater eingeworben.

Der bisherige Projektleiter, der von Beruf Architekt ist, soll seine Funktion als Projektleiters zum Ende des Jahres 2017 niederlegen. Der Architektenvertrag geht dann an Ihn und einen Kollegen, die sich mit der detaillierten Wohnungsplanung befassen. Die Gruppe muss die Aufgaben des Projektleiters daher zunächst übernehmen und laufend die angepassten Kosten/ Kostenhochrechnungen ermitteln.

Darüber hinaus steht als nächstes an in Bankgespräche mit mehreren Banken zu treten, ein geeignetes Finanzinstitut aus zu wählen und den Raumbedarf bei den aktuell wohnen wollenden Mitglieder zu ermitteln.

Die Arbeit zu Vorbereitung von Grundstückskauf und erstem Spatenstich ist auf viele Schultern verteilt. Neben den gewählten Organen Vorstand und Aufsichtsrat gibt es inzwischen 7 Arbeitsgruppen, die den gewählten Gremien zuarbeiten: Baugruppe, Finanzgruppe, Gruppe für Veranstaltungen, Wohnungsvergabekriterien, Moderationsgruppe, Öffentlichkeitsarbeitsgruppe, Mitgliederbetreuung. Die thematischen Arbeitsgruppen sollen nur solange bestehen, wie sie gebraucht werden um an bestimmten Problemen unterstützend tätig zu werden.

Sowohl die Kommunikation zwischen den einzelnen Organen wie die Struktur der Entscheidungsprozesse zwischen AGs und Vorstand ist in der Gruppe nicht ganz einfach. Eine große Hilfe ist die Homepage, die einen internen Mitgliederbereich umfasst und somit Termine und Veranstaltungen stets aktuell für alle einsichtig macht.

Gelungene Kommunikation ist bei einer dezentralen Organisationsstruktur wichtig und bietet die Möglichkeit, dass sich viele Engagierte in vielen Bereichen einbringen können und müssen.

Teilnehmende Beobachtung und Interview mit Projektleiter Theo Keller am 21.11. 17

Infos in Kurzform und Zahlen

Rechtsform	*Größe*	*Ort der geplanten Wohnanlage*
Eingetragene Genossenschaft seit 2014, Mitglied im Prüfverband Gdp, von der Gruppe gewählter Projektleiter und profess. Steuerbüro	Derzeit ca 70 Mitglieder, geplant sind 40 Wohneinheiten. Gemeinschaftsräume, Gästewohnung, Carsharing. Voraussichtlicher Baubeginn Frühjahr 2018	Wohnen auf dem ehemaligen ERBA Textilfabrikgelände in Wangen, am Rande der Innenstadt.Vier Grundstücke für Neubauten, ein Altbaugrundstück.
Schritte in 2017	*Geplanter Finanzrahmen*	*Durchführung*
Konzept gemäß der Ausschreibung erstellt und eingereicht bei der Stadt Ende 2016 Detaillierte Pläne eingereicht Dezember 17 bei der Stadt Wangen	8.125 Millionen € Finanzierung mit 1/3 Eigen, 1/3 Bankdarlehen und 1/3 KfW Darlehen	Architekturbüro Keller und Mitarbeiter sowie ein externes Statik-Fachbüro, und die interne Arbeitsgruppe Bauen

Für den Verlauf der Projektentwicklung waren folgende *Rahmenbedingungen* hilfreich:

1. Vorlauf der Kerngruppe seit 2009
2. Entwicklung eines festen Treffpunktes und Rhythmus
3. usgewogenheit zwischen Struktur und Sympathie
4. Wiederholte öffentliche Veranstaltungen (Infoabende, Stände auf dem Wochenmarkt)
5. Festlegung auf die Rechtsform in 2014, daraus resultierend
6. Mitgliederversammlungen, Installation von Vorstand und Aufsichtsrat
7. Aktive Mitgliederwerbung seit 2014
8. Gute Kontakte zu einflussreichen Gemeinderäten und Bürgern
9. Interesse der Stadt an „Neuen Wohnformen" im Rahmen der geplanten Landesgartenschau 2024.

Kapitel 9
Ursensollen/Bayern – Wohnprojekt in Planung, Gemeinde mit Trägergenossenschaft

Ursensollen ist eine kleine Gemeinde im Oberpfälzer Landkreis Amberg-Sulzbach. Die Gemeinde hat im Kernort nur vierhundert Einwohner, umfasst aber insgesamt fast 4.000 Menschen, die über sehr viele, kleine Ortschaften verteilt liegen. Im Hauptdorf gibt es ein Ärztehaus, eine Apotheke, einen Physiotherapeuten und eine Zahnarztpraxis. Es gibt mehrere Schulen und eine Bücherei. Auch Arbeitsplätze sind in der Gemeinde reichlich vorhanden. Der nächste große Ort ist Amberg.

Die Gemeinde hatte sich bereits in 2016 an der Ausschreibung des Bundesfamilienministeriums für Gemeinden und deren Initiativen des gemeinschaftlichen Wohnens beteiligt. Ursensollen wurde anschließend in die Förderung des BMFSFJ durch das Modellprogramm „Gemeinschaftlich wohnen, selbstbestimmt leben" aufgenommen, bei dem bundesweit 29 Wohnprojekte bis 2019 finanziell unterstützt werden.

Die Initiative zu einem gemeinschaftlichen (Senioren) Wohnprojekt in Ursensollen kam durch den Wunsch der Gemeinde zustande adäquaten Wohnraum für die ältere Bevölkerung zu schaffen und dieser damit auch in Zukunft einen Verbleib im Ort zu ermöglichen. Es ist ein von der Gemeinde konzipiertes und geplantes Projekt, das finanziell gefördert wird.

Der Bürgermeister plante zunächst ein Projekt zusammen mit der Regensburger Genossenschaft NaBau e. G.. Dabei sind die zukünftigen Genossen, die demnächst einziehen wollen mit wohnbezogenen Einlagen beteiligt. Entstehen sollten 15 Wohnungen (zw. 52 und 72 qm), in einem großen Gebäude mit integrierter Sozialstation. Das Bayrische Rote Kreuz sollte (so die ursprüngliche Planung) von hier aus die ganze Gemeinde betreuen. Das Konzept, das immer noch maßgebend ist, sieht außerdem ein Café vor, sowie einen Gemeinschaftsraum für interne Bewohner und externe Ansässige. Darüber hinaus soll das sogenannte Seniorennetzwerk darin Platz finden. Dabei handelt es sich um einen lokalen Zusammenschluss aus Vereinen und Pfarreien, geleitet und organisiert von der Gemeinde. Weiterhin gibt

© Springer Fachmedien Wiesbaden GmbH, ein Teil von Springer Nature 2018
E. Wonneberger, *Neues Wohnen auf dem Land*,
https://doi.org/10.1007/978-3-658-21363-3_10

es in Ursensollen eine ehrenamtliche Nachbarschaftshilfe (22 Personen), die mit der Organisation des Bayrischen Roten Kreuz kooperieren soll.

Die zunächst angefragte Planungskörperschaft NaBau e. G. Regensburg arbeitet mit folgendem Konzept: Die künftigen Bewohner müssen zwischen 30 % und 100 % der Bau- und Erstellungskosten des Projektes als wohnbezogenen Genossenschaftsanteil einbringen. Damit wird das Gebäude erstellt, an dem die künftigen Nutzer Anteile erworben haben. Wie in allen Genossenschaften sind die späteren Nutzer durch ihren Genossenschaftsanteil Mitbesitzer. Die Aufgabe von Genossenschaften ist es Mietwohnraum zu erstellen. Genossenschaftswohnungen haben den Vorteil unkündbar zu sein und über Jahrzehnte konstante Mietpreise zu garantieren. Die Mitglieder erwerben zwar keine Eigentumswohnung, aber sie haben ein unkündbares Mietrecht in der Wohnanlage und sie ziehen in eine Gemeinschaft von gemeinsam bestimmenden Nachbarn. Durch die Planungsbeteiligung lernen sich die späteren Mieter meist bereits beim Planungsprozess kennen und können sich über die von ihnen erwünschten gegenseitigen Hilfsleistungen verständigen. Mitglieder der Genossenschaft, die einen großen wohnbezogenen Genossenschaftsanteil einbringen, wohnen später nahezu mietfrei. Wer nur etwa 30 % Anteil einbringt, muss anteilig mehr Miete zahlen. Die Genossenschafts-Anteile werden nach Auszug wieder ausbezahlt, die Mieten nicht!

Für dieses Wohn-Vorhaben war zunächst eine Zielgruppe der Bewohner im Alter von 50+ vorgesehen. Die Gemeinde ist inzwischen jedoch nach eigenen Aussagen geneigt, dies nach unten zu öffnen, also auch jüngere Menschen zu beteiligen.

Soweit der Plan. Das Projekt wurde dann von der Genossenschaft Nabau der Öffentlichkeit im Sommer 17 in einer Infoveranstaltung vorgestellt. Die Resonanz auf die Ankündigung und Anfrage nach dem Bürgerinteresse blieb jedoch gering. Daraufhin und auf die Kommentare von Bewohnern, die sich ein Modell, an dem sie selbst Anteile zeichnen sollen, ohne dass Ihnen die Wohnung später als Eigentum gehört, nicht vorstellen konnten, hat sich die Gemeinde nochmal umorientiert. Im November 17 teilte mir Bürgermeister Mädler mit, dass Sie inzwischen neuen Kontakt mit einer Wohnungsbaugenossenschaft e. G. aus Amberg aufgenommen haben. Hier sind die Konditionen anders, es gibt keine Verpflichtung zu wohnbezogenen Einlagen der Nutzer, sondern der jeweilige Interessent muss lediglich Mitglied der Genossenschaft werden und dann die (etwas höhere) reguläre Miete zahlen. Von diesem Modell versprechen sich die Verantwortungsträger in Ursensollen mehr Erfolg. Man darf gespannt sein, wieweit sich die Bewohnerschaft des ländlichen bayrischen Dorfes auf ein Wohnen zur Miete einlassen kann. Für viele Bewohner im Süddeutschen Raum hat immer noch das Eigentum an Haus und Garten die höchste Priorität. Diese Präferenz gilt gerade auch bei älteren Leuten, obwohl sie sich in einer kleineren barrierefreien Wohnung viel leichter täten.

Inzwischen ist in Ursensollen auch das Bayrische Rote Kreuz als möglicher Bauträger im Gespräch. Außerdem sollen nicht nur Mietwohnungen bei den geplanten 15 Einheiten entstehen. Stattdessen wird ein Drittel oder 5 Raumeinheiten für Eigentumswohnungen vorgesehen sein. Im Frühjahr 2018 wird sich entscheiden welcher Konzeption die Gemeinde den Zuschlag gibt. Der Bürgermeister will bei Interesse ein weiteres Grundstück in der Ortsmitte zur Verfügung stellen, um das Wohnkonzept für junge Familien öffnen.

Im Telefongespräch mit der Genossenschaft NaBau e. G. war zu erfahren, dass sie den Zeitraum von drei Monaten zwischen der Infoveranstaltung im Frühjahr 17, und der Absage der Gemeinde für zu gering erachten um die Resonanz in Ursensollen bereits als gescheitert abzutun. Sie hätten gerne eine weitere Infoveranstaltung durchgeführt, da nach ihrer Erfahrung gerade in entlegenen Gegenden viel Vorarbeit zum Thema Genossenschaft stattfinden muss, ehe mit reger Beteiligung zu rechnen ist.

Die Gemeinde hat durch den ganzen Vorlauf mit der Nabau e. G. und der begleitenden Pressearbeit quasi eine Bewohneraktivierung durchgeführt und sie wird, egal mit welcher Bauträgervariante, das Bauvorhaben für die betagten Bewohner durchführen. Die Kooperation zwischen Gemeindeverwaltung, Bewohnerschaft und durchführender Organisation ist gegeben und wird erfolgreich sein.

Bei der Analyse der Herangehensweise in dieser Gemeinde zeichnet sich ein Unterschied ab, der zeigt, dass die Akzeptanz der Bevölkerung je nach Stimmung in der Gemeinde differieren kann. Es wurden einige Orte mit anderen regionalen Gegebenheiten angeführt. So wird sowohl in Windach/Oberbayern wie in Ursensollen/Oberpfalz mit einem genossenschaftlichen Trägermodell gearbeitet. Während Ursensollen sehr peripher liegt, ist Windach jedoch im Einzugsbereich einer Großstadt angesiedelt. Man kann vermuten, dass die Nähe zur Großstadt München in Windach das Wohnmodell Miete für die Interessenten in positiverem Licht erscheinen lässt, da die Vergleichsmieten in München ständig steigen.

Rahmenbedingungen:

1. Initiative des Bürgermeisters
2. Interessierte Nutzergruppe
3. Förderung durch das Modellprogramm des Bundesfamilienministeriums
4. Voraussichtliche Durchführung mit einer Wohnbaugenossenschaft aus Amberg oder dem bayrischen Roten Kreuz, vorgesehene Realisierung in 2018

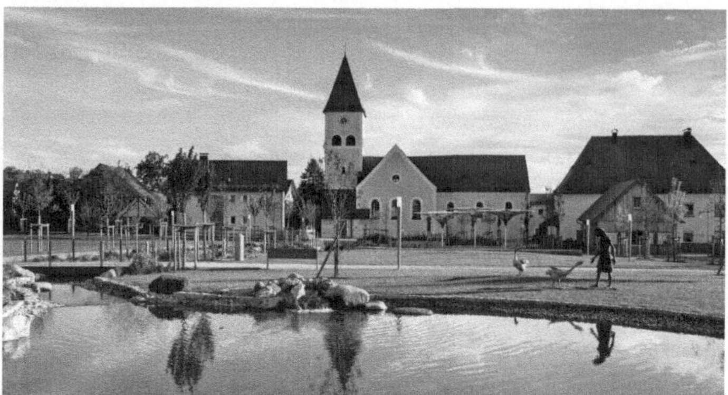

Abb. 19 Impression der Dorfmitte, mit Genehmigung der Gemeinde Ursensollen

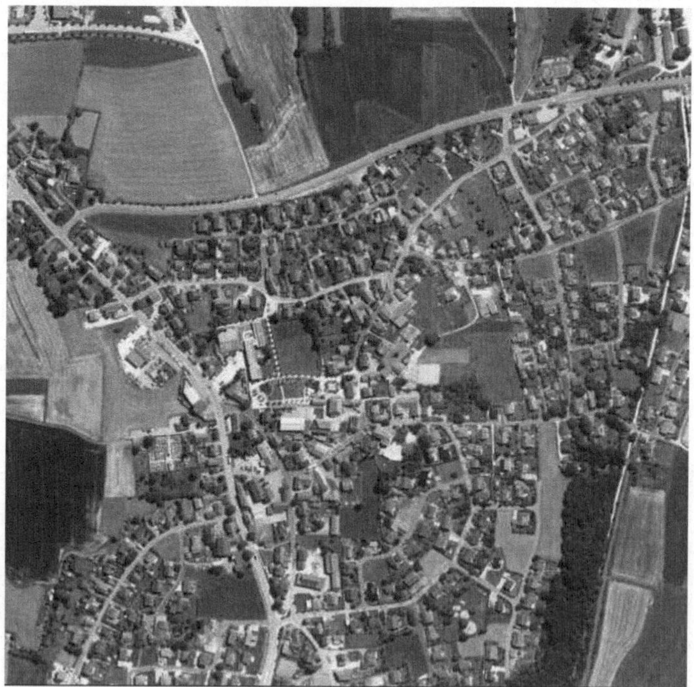

Abb. 20 Luftbild von Ursensollen (2016) mit freundlicher Genehmigung der dortigen Stadtplanung. Die geplante Lokation für das Projekt in der Ortsmitte ist gekennzeichnet.

Anprechpartner bei der Recherche in Ursensollen waren Herr Rössler und Bürgermeister Mädler, die mir in mehreren Gesprächen Auskunft gaben und freundlicherweise Fotos zur Verfügung stellten.

Tel.-Interview mit der NaBau e. G. in Regensburg am 16.10.17

Kapitel 10
Organisationsformen, Finanzierungsmöglichkeiten und weiterführende Adressen

In den vorangegangenen Ausführungen wurde gezeigt, wieviele verschiedene Wege möglich sind, um Wohnprojekte zu initiieren. Wichtig ist zunächst die prinzipielle Bereitschaft einen Strukturwandel im Wohnen auf dem Land angehen zu wollen. Eine Hemmschwelle für viele interessierte Gruppen sind dabei rechtliche Fragen und die finanzielle Organisation eines umfangreichen Wohn- und Lebensprojekts. Daher zunächst ein Blick auf die Organisationsformen in den vorgestellten Gemeinden.

Grundsätzlich kann man Planungen unterscheiden in denen

- die Gemeinde selbst aktiv geworden ist.
- eine Wohninitiative über einen Verein ihrerseits die Rechtsform und die Finanzierung angeht
- eine Gruppe von Verantwortungsträgern mit einer Beratungstelle oder mit Architekten zusammenarbeitet
- eine Gemeinde mit einer Wohngruppe und einer auf Gemeinschaftliche Wohnprojekte spezialisierten Genossenschaft kooperiert.

Wenn die Gemeinde der Initiator solchen Wandels ist, dann oft in Kombination mit einer Baugenossenschaft oder gemeinnützigen Baugesellschaft. Was seltener vorkommt aber möglich ist, kann dazu auch die Form einer eigens gegründeten GmbH gewählt werden. Je kleiner die Gemeinde, desto mehr Initiative ist von Seiten des Bürgermeisters und der Verwaltung nötig. Dazu sollten sich diese unbedingt kompetente Beratung holen. Die Dreier-Koalition: Gemeinde, Bauträger/Generalunternehmer und Initiativgruppe scheint ideal zu sein.

Rechtsformen, die in kleinen Wohnprojekten und in peripherer Lage gewählt wurden, waren

1. die Kommanditgesellschaft KG
2. die WohnungsEigentümerGemeinschaft (WEG)
3. der Verein (e. V.)

© Springer Fachmedien Wiesbaden GmbH, ein Teil von Springer Nature 2018
E. Wonneberger, *Neues Wohnen auf dem Land*,
https://doi.org/10.1007/978-3-658-21363-3_11

4. die Genossenschaft (e. G.)
5. verschiedensten Kombinationen mit GmbHs.

Voraussetzung ist jeweils eine aufgeschlossene Gemeinde, Beratungen mit kompetenten Fachleuten (Architekten, Bauwohnberatungen, Projektsteuerern, anderen Initiativen) um die Herangehensweise festzulegen. Meist wird man mit einem Initiativvortrag oder einem Planungs-Workshop in der jeweiligen Gemeinde beginnen, um das Interesse der potentiellen späteren Nutzer und möglicher Kooperationspartner auszuloten.

In Zukunft werden ambulant betreute, selbstverantwortete Wohngemeinschaften eine zusätzliche Säule neben dem Wohnen in den eigenen vier Wänden, bzw. trägerverantworteten ambulanten Wohngemeinschaften und stationären Einrichtungen darstellen. Hierbei handelt es sich um eine neue Lebensform für bis zu 12 Menschen, die in einem gemeinsamen Haushalt zusammenleben und einen Unterstützungs- bzw. Betreuungsbedarf haben. So eine Senioren-WG sollte möglichst in ein gemeinschaftliches Wohnprojekt eingebunden sein, um Nachbarschaftshilfe und Quartiersangebote zu ermöglichen. Durch die Einrichtung solcher selbstorganisierter Betreuungen mitten im Ort kann für kleine Gemeinden die erste staatlich unterstützte Investition in die Erhaltung von Gebäuden und deren Umnutzung stattfinden. Zu den rechtlichen Rahmenbedingungen nach dem Wohn-, Teilhabe- und Pflegegesetz etwa in Baden Württemberg von 2014 kann sich jeder Interessierte vorab informieren[15], z. B. bei den Regionalstellen des Forum Gemeinschaftliches Wohnen e. V. Hier sei die Regionalstelle in Ravensburg wärmstens empfohlen.

Aufgrund der föderalen Struktur in Deutschland gibt es in jedem Bundesland andere finanzielle Förderprogramme. Um nur einmal einige, leicht zugängliche zu nennen:

Das **Städtebauförderprogramm Baden-Württemberg** des Ministeriums für Wirtschaft, Arbeit und Wohnungsbau Baden-Württemberg: https://wm.baden-wuerttemberg.de/de/bauen/staedtebaufoerderung/foerderschwerpunkte-und-programme/

Das **Entwicklungsprogramm Ländlicher Raum** (ELR) des Ministeriums für Ländlichen Raum und Verbraucherschutz Baden-Württemberg:http://mlr.baden-wuerttemberg.de/de/unsere-themen /laendlicher-raum/laendlichen-raum-staerken/elr/

---

15 Landesgesetze in den jeweiligen Ländern, aber die Wahrung der Selbstverantwortung der Bewohner ist immer das wichtigste Kriterium für eine ambulant betreute WG.

Das Bayrische Staatsministerium fördert Wohnen generell im bayerischen Wohn-raumförderprogramm und durch die Koordinationsstelle „Wohnen im Alter" besonders Seniorenwohnen www.wohnen-alter-bayern.de

In allen ländlichen Regionen gibt es verschiedene LEADER Projekte, die aus EU Geldern finanziert werden. In manchen Bundesländern fördern sie speziell gene-rationsübergreifende Wohnprojekten. In Bayern gibt es darüber hinaus regions-spezifische Förderungen.

In **Rheinland-Pfalz** werden „Gemeinschaftliche Wohnformen" explizit gefördert. Die **Landesberatungsstelle Neues Wohnen Rheinland-Pfalz** bietet neben Netz-werkarbeit entscheidende Beratungsschwerpunkte zu den Themen Wohnprojekte, Generationenwohnen und Wohn-Pflege-Gemeinschaften. Die Stelle berät auch Wohngenossenschaften in Gründung sowie innovative Wohn-und Quartierspro-jekte in Förderungs Fragen. www.lzg-rlp.de/landesberatungstelle-neues-wohnen.de

Allgemeiner Ansprechpartner in Rheinland-Pfalz ist das **Ministerium für soziale Arbeit, Gesundheit und Demographie** in Mainz. Hierzu gibt es auch eine eigene Broschüre. www. lzg-rlp.de

Wenn das Projekt erst mal geplant ist und die konkreten Planungen auch nachhaltiges Bauen im Bereich Klimaeffizienz, Barrierefreiheit oder Sanierung von älterer Bausubstanz vorsehen, kann auch eine KfW Förderung in Frage kommen. Diese sind facettenreich und werden über die jeweilige Bank angefragt. www.kfw.de

Das **Bundesministerium für Familie, Senioren, Frauen und Jugend** in Berlin hat derzeit ein Modellprogramm in Kooperation mit dem FORUM Gemeinschaftliches Wohnen e. V., „Gemeinschaftlich wohnen, selbstbestimmt leben" initiert, das bis 2019 insgesamt 29 Projekte in ganz Deutschland fördert: www.fgw-ev.de

Um die zunehmende Bedeutung von gemeinschaftlichen Wohnformen zu ver-deutlichen, soll hier nochmals die aktuelle Untersuchung des difu im Jahr 2017 betrachtet werden. Dort wurden größere Kommunen befragt, welche Bedeutung sie den neuen Wohnprojekten zumessen. Der Rücklauf lag bei 144 Gemeinden, die alle mehr als 50 000 Einwohner aufwiesen.

Es handelt sich um eine Untersuchung des difu zur Einschätzung von Neuen Wohnformen in Gemeinden und deren Förderinteresse, die mit repräsentativen statistischen Ergebnissen aufwarten kann. Zunächst wurde nach dem Grad der Akzeptanz und der Einschätzung von der Zunahme solcher Wohnformen gefragt.

Es zeigt sich darüber hinaus, dass in vielen Gemeinden bereits Wohnprojekte in Vorbereitung sind, und dass vor allem die befragten großen Gemeinden der zunehmenden Bedeutung des Phänomens ihre Aufmerksamkeit schenken.

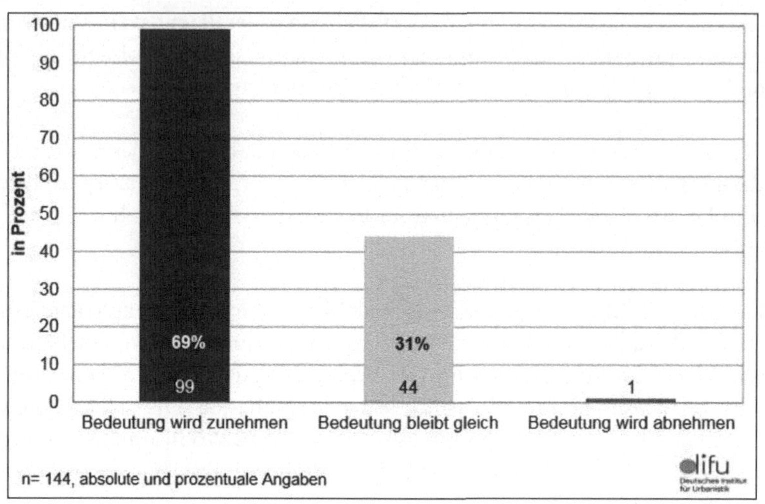
100
90
80
70
60
50
40
30
20
10
0
in Prozent
69%
99
31%
44
1
Bedeutung wird zunehmen
Bedeutung bleibt gleich
Bedeutung wird abnehmen
n= 144, absolute und prozentuale Angaben
difu
Deutsches Institut
für Urbanistik

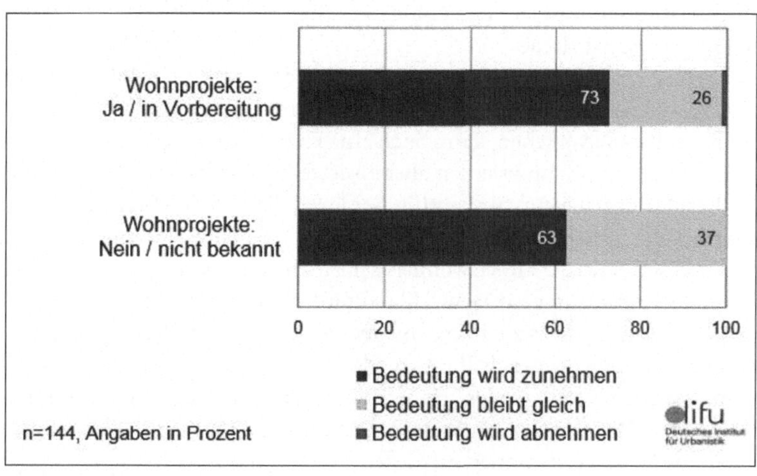
Wohnprojekte:
Ja / in Vorbereitung
73
26
Wohnprojekte:
Nein / nicht bekannt
63
37
0   20   40   60   80   100
Bedeutung wird zunehmen
Bedeutung bleibt gleich
Bedeutung wird abnehmen
n=144, Angaben in Prozent
difu
Deutsches Institut
für Urbanistik

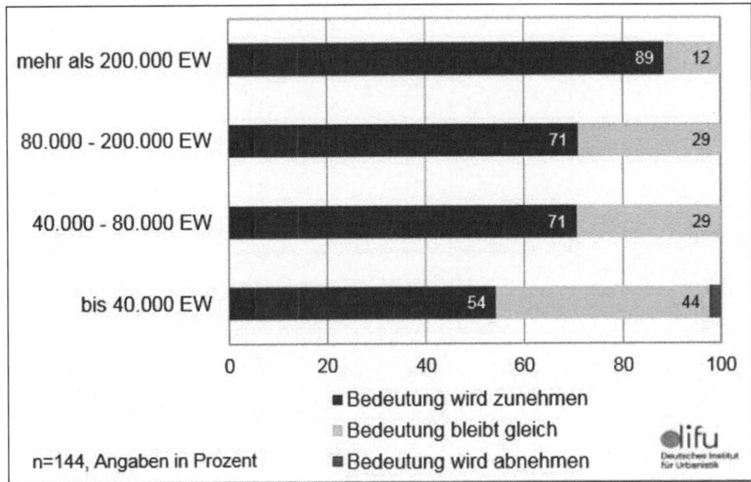

Abb. 21 Diagramme 1–3 aus der aktuellen Untersuchung des Difu 2017 „Von Pionieren
zur städtischen Praxis – Wie Kommunen Wohnprojekte unterstützen"
Pätzold,Ricarda, mit Genehmigung, da unveröffentlicht

Laut dieser neuesten Untersuchung des Deutschen Instituts für Urbanistik in
Berlin (difu) gibt es in ganz Deutschland insgesamt über 1.000 Initiativen wie
Baugemeinschaften, Genossenschaften und Mietervereine (vgl. frühere Zahlen bei
der Wüstenrot Stiftung, Ludwigsburg, 2009), Tendenz zunehmend. Daher handelt
es sich um den am schnellsten wachsenden Sektor am Wohnungsmarkt (vgl. Leib-
niz-Institut, 2011). Dieses Phänomen ist damit Hoffnungsträger für Gemeinden.

Am schnellsten zu verwirklichen sind Baugemeinschaften, aber nachhaltig im
Konzept sind Genossenschaften und Mietervereine mit langer Mietpreisbindung.

Wichtige Adressen für weitere Infos sind:
Forum Gemeinschaftliches Wohnen, e. V. ; www.fgw-ev.de, der StiftungTrias; www.
trias-stiftung.de dem Wohnbund Deutschland; www.wohnbund.de, sowie www.
wohnen-alter-bayern.de und www.baugemeinschaftsarchitekten.de

Kapitel 11
Räumlicher Überblick, systematische Zusammenschau und abschließende Thesen

Die Auswirkungen des demografischen Wandels wirtschaftsstrukturelle Veränderungen und ein anhaltender Trend zur Urbanisierung lassen die Zukunftsperspektiven kleiner Gemeinden sowohl in der öffentlichen wie fachlichen Wahrnehmung trübe erscheinen. Daher ist es wichtig, die besonderen Bedingungen in peripheren Gemeinden und das durchaus vorhandene eigenständige Potential genauer anzuschauen, und Zukunftsperspektiven für den ländlichen Raum aufzuführen.

In dieser Arbeit wurde für den Süden Deutschlands von „best practice" Dörfern berichtet, und die Möglichkeit von neuen Wohnprojekten in kleinen Gemeinden exemplarisch recherchiert.

Es handelt sich um folgende Gemeinden

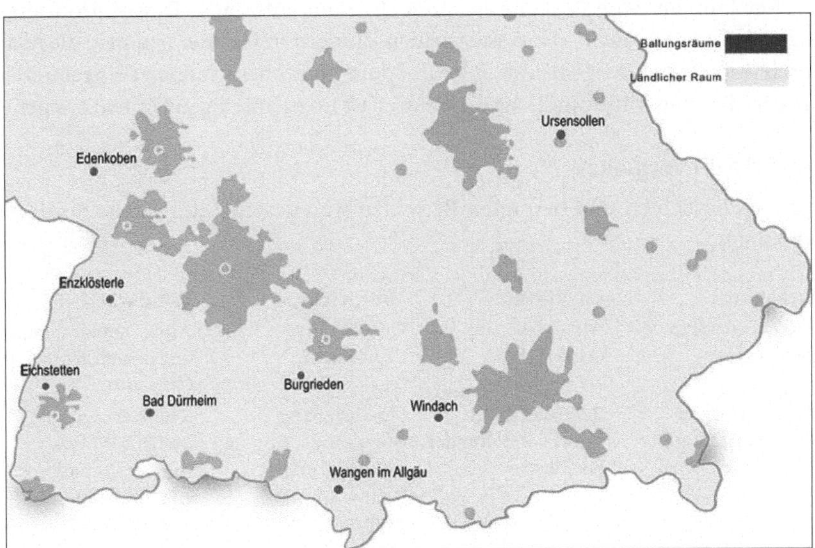

Abb. 22 Karte zur räumlichen Anordnung der untersuchten Orte, Hago Ziegler, 2017

© Springer Fachmedien Wiesbaden GmbH, ein Teil von Springer Nature 2018
E. Wonneberger, *Neues Wohnen auf dem Land,*
https://doi.org/10.1007/978-3-658-21363-3_12

In Deutschland leben derzeit 70 % der Bevölkerung in Städten unter 100 000 Einwohner. Nur ein Drittel der Deutschen lebt in Großstädten. Den Hauptteil der Bevölkerung beherbergen die Klein- und Mittelstädte, die teilweise durchaus im ländlichen Raum liegen. Tatsächlich leben jedoch in Gemeinden unter 5.000 Einwohnern nur noch 15 % der Bevölkerung (Auswertung von Zeit online im September 2017).

In den von mir untersuchten Gemeinden sind Wohnprojekte, die bereits bestehen und solche, die sich in Planung befinden, um die Bandbreite der Möglichkeiten aufzuzeigen. Meist handelt es sich bei den dortigen Wohnprojekten oder – vorhaben um Kooperationen zwischen verschiedenen lokalen Akteuren. In einigen sind jedoch auch ganz eigenständige, selbstorganisierte Projekte von späteren Nutzern aktiv, teilweise ganz ohne Unterstützung der offiziellen Verantwortungsträger. In manchen Dorfgemeinschaften kann auf die aktuellen Veränderungen durch den demografischen Wandel im täglichen Leben mit neuen Formen bürgerschaftlichen Engagements reagiert werden. Das bedeutet die unentgeltliche Nutzung von bestehenden Netzwerken und Kontakten, Bürgerschaftsvereinen und Nachbarschaftshilfegruppen. Solche Projekte knüpfen an die traditionellen Strukturen gegenseitiger Hilfeleistung an. Darin liegt eben ihre Stärke. Mit dem Angebot neuer Wohnformen und nachbarschaftlicher Dienstleistungen können kleine Gemeinden punkten und attraktive Lebensmöglichkeiten außerhalb von Städten bieten.

Hier können neue Begegnungsmöglichkeiten entstehen. Davon profitieren Berufspendler wie auch Frauen mit kleinen Kindern sowie alle Gruppen, die nicht durch Arbeit, Kirchengemeinde oder in Sport- und Musikvereinen eingebunden sind. Sie können unverbindliche Gemeinschaft im kleinteiligen Umfeld erleben.

Die Orte im Vergleich:

Von den besuchten und befragten Projekten waren die Hälfte bereits bezogene Vorhaben:

Eichstetten	Enzklösterle	Burgrieden	Windach
Alter Gasthof in Ortsmitte	Altes Hotel am Ortsrand	Neubau in Ortsmitte	Altes Gemeindehaus mit neuem Anbau in Ortsmitte
Realisierung in Verantwortung der Gemeinde	Realisierung in Verantwortung der Nutzergruppe	Realisierung Gemeinde, Bürgerstiftung und Generalunternehmer	Realisierung mit MARO-Wohngenossenschaft e. G. Ohlstadt und Nutzergruppe
Miete und Eigentum	Eigentumswohnungen	Miete und Eigentum	Mietwohnungen

16 Wohnungen Generationen übergreifend sowie Wohnungen in der ambulanten Altenpflege, 1998 realisiert	16 Wohnungen generationenübergreifend, 2016 realisiert	74 Wohnungen für verschiedene Altersgruppen und eine Seniorenwohngemeinschaft, 2016	16 Wohnungen für verschiedene Altersgruppen, 2017 realisiert
www.eichstetten.de/ortsinfo/schwanen-kurz.htm	www.am-lappach-wohnen.de	www.allengerechtes Wohnen burgrieden.de	www.maro-genossenschaft.de / Projekt windach
Ansprechpartnerin: Frau Schöpflin, Buergergemeinschaft-eichstetten	Ansprechpartnerin: Frau Ollenhauer	Ansprechpartner: Herr Härle	Ansprechpartnerin: Frau Immel

Und weitere vier Gemeinden in Planung

Edenkoben	Bad Dürrheim	Wangen /Allgäu	Ursensollen
Altes Schulgebäude in Ortsmitte	Noch kein konkreter Bauplatz vorhanden	Bauplätze am Ortsrand zugesprochen	Bauplatz in Ortsmitte bereits vorgesehen
Realisierung durch die Nutzergruppe und die Bauwohnberatun Karlsruhe	Realisierung geplant mit Generatiopentreff Lebenswert, Nutzergruppe und Familienheim e. G. Villingen	Realisierung durch eigene Genossenschaft wohnenpluswangen e. G. die die Nutzergruppe gegründet hat	Realisierung geplant mit der Wohnbau-Genossenschaft Amberg e. g.
Eigentum und Miete	Mietwohnungen	Mietwohnungen	Mietwohnungen
Geplant 8–10 Wohnungen	Geplant ca. 14 Wohnungen	Geplant ca. 30 Wohnungen	Geplant 16 Wohnungen
www.bedandroses / Zamme-ziehe.de	www.generationen treff-lebenswert.de	www.wohnenplus wangen.de	www.ursensollen.de
Ansprechpartnerin: Frau Susanna Roth	Ansprechpartner: Herr Götz	Ansprechpartnerin: Gisela Stetter	Ansprechpartner: Sascha Rössler

Fazit

- Initiativen für Neue Wohnformen in ländlichen Gemeinden weisen eine große Vielfalt auf. Da die lokalen Bedingungen jeweils unterschiedlich sind, gibt es keine Patentrezepte oder übertragbaren Standardlösungen. Aber es gibt Erfahrungen in unterschiedlichen Gemeinden.
- Qualitäten des Lebens und Wohnens in kleinen Gemeinden können in Kombination mit neuen Ideen für Wohnprojekte und nachbarschaftlich vernetzte Quartiere bewahrt werden und Perspektiven für den Zusammenhalt im Ort und die soziale Gemeinschaft entwickeln.
- Kooperationen mit Wohninitiativen, BauGenossenschaften und Bauberatungen können auch in kleinen Orten Know-How bündeln und Projekten zum Erfolg verhelfen. Die Bereitschaft gemeinsam an der Entwicklung der Gemeinde, der Umsetzung des Wohnvorhabens und den lokalen Perspektiven zu arbeiten ist eine zentrale Voraussetzung für deren Umsetzung.
- Eine generationenübergreifende Ausrichtung ist wichtig, sowie die Offenheit für verschiedene soziale Gruppen. Sinnvoll ist eine Symmetrie des Gebens und Nehmens, so kann sowohl die ortsansässige wie neuzugezogene Bevölkerung angesprochen werden.
- Entscheidend für den Erfolg eines Projektes sind die Begeisterung für eine Idee und die richtigen Partner, die sie mittragen. Die besten Partner kommen aus der Bevölkerung selbst, wie die Beispiele zeigen. Vertrauen in die eigenen Bewohner und das Erkennen des örtlichen Potentials ergeben sich im Prozess der Planung eines Wohnprojektes.

Schlussbemerkung

Allen Initiativen in ländlichen Gemeinden soll mit diesem Buch Mut gemacht werden es zu versuchen: Nachbarschaften sind Machbarschaften. Jedes Wohnprojekt gewinnt, wenn die späteren Nutzer von Anfang an in die Planung eingebunden sind. Die Regionalstellen des Forum für gemeinschaftliches Wohnen (e. V.) in ganz Deutschland sowie verschiedene kommunale Beratungsstellen bieten dazu Beratungen, Moderationen, Runde Tische, Workshops und vieles mehr.

Zögern Sie nicht an Verantwortungsträger in Ihrer Gemeinde heranzutreten, damit in Ihrem Ort, Stadtteil oder Quartier ein soziales, generationenübergreifendes Miteinander entsteht. Auch Bürgermeister in kleinen Gemeinden möchte ich ausdrücklich ermutigen. Die Schwierigkeiten im Detail können durch entsprechende Beratung angegangen werden. Derzeit legt die Allianz für Beteiligung in Baden-Württemberg wieder ein neues Förderprogramm „Gut beraten" auf.

Das heißt, die Beratung wird bezuschusst, Informationen finden Sie unter www. allianz-fuer-beteiligung.de. Ich habe leider mehrmals erlebt, das kleine Gemeinden Gebäude und Bauplätze für solche Vorhaben vorschnell an bestehende Träger von Betreutem Wohnen vergeben haben, anstatt mit ihren Bewohnern selbst in einen Gestaltungsprozess zu gehen, der das soziale Gefüge im Ort aktiviert und neues Engagement fördert.

© Springer Fachmedien Wiesbaden GmbH, ein Teil von Springer Nature 2018
E. Wonneberger, *Neues Wohnen auf dem Land*,
https://doi.org/10.1007/978-3-658-21363-3

Liste der Abbildungen

© Springer Fachmedien Wiesbaden GmbH, ein Teil von Springer Nature 2018
E. Wonneberger, *Neues Wohnen auf dem Land*,
https://doi.org/10.1007/978-3-658-21363-3

Literatur

Hahne, Ulf (2011): Neue Ländlichkeit. Landleben im Wandel. In: Der Bürger im Staat. Heft 1–2, S. 12–18

Häußermann, Hartmut (1999): Neue Haushalte – Wohnformen zwischen Individualisierung und Vergemeinschaftung, in: Wüstenrot Stiftung (Hrsg): Neue Wohnformen im internationalen Vergleich, Stuttgart, Kohlhammer Verlag,

Krämer/Kreuz/Wenng/Preuß in Wüstenrot Stiftung (Hrsg) (2016): Land und Leute, Unsere Zukunft in kleinen Gemeinden, Wüstenrot-Stiftung, Ludwigsburg

Philippsen, Christine (2014): Soziale Netzwerke in gemeinschaftlichen Wohnprojekten, Opladen, Leske&Budrich

Sinning, Heidi; Spars, Guido (HG)(2018): Sharing-Ansätze für Wohnen und Quartier. Nachhaltigkeit, Konsummodelle und die Rolle der Wohnungswirtschaft, IRB-Verlag

Schnur,Olaf (2012): Nachbarschaft und Quartier. In: Eckhardt, Frank (Hg) Handbuch Stadtsoziologie. Wiesbaden S. 451-

Wüstenrot Stiftung (Hrsg) (2017), Dürr, Susanne; Kuhn, Gerd: Wohnvielfalt. Gemeinschaftlich wohnen – im Quartier vernetzt und sozial orientiert. Ludwigsburg

Danksagung

Mein besonderer Dank für die kontinuierliche Beratung und Begleitung sowie den Einsatz bei den Korrekturen und dem Layout gilt folgenden Personen:

Katharina Pascale
Anna-Maria Fertl
Sonja Kugler
Susanne Christ
Bernhard Lorch
Uli Bendorf

© Springer Fachmedien Wiesbaden GmbH, ein Teil von Springer Nature 2018
E. Wonneberger, *Neues Wohnen auf dem Land*,
https://doi.org/10.1007/978-3-658-21363-3